天野ドクターの歯周病絵本
バイオフィルム公国物語

著 天野敦雄

クインテッセンス出版株式会社　2019

QUINTESSENCE PUBLISHING

Berlin | Chicago | Tokyo
Barcelona | London | Milan | Mexico City | Moscow | Paris | Prague | Seoul | Warsaw
Beijing | Istanbul | Sao Paulo | Zagreb

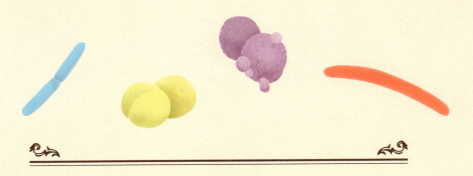

はじめに

「バイオフィルム」という国の名を耳にしたことはあるでしょうか？　世界のどこにもない国ですが、世界のどこにでもある国です。それは何を隠そう、皆さんのお口のなかにあります。

私たちのお口のなかには数千億の細菌が暮らしています。彼らは歯や歯ぐき、舌、頬の粘膜などにいて、場所が変わると菌の種類も異なります。歯のまわりの細菌は、歯垢《しこう》、つまりプラークをすみかとしているのですが、21世紀になってから、プラークは「バイオフィルム」(生き物の膜)と呼ばれるようになりました。

バイオフィルムとは、多種多様な細菌たちが織り成すミクロの共同体です。そのなかには、皆さんにもおなじみのむし歯菌や歯周病菌がいます。彼らは手入れが行き届いているお口のなかではおとなしくしていますが、甘い物を食べ過ぎるとむし歯菌が悪さをはじめますし、歯ぐきから血が出るようになると歯周病菌が暴れはじめます。彼らがいい子でいるか、悪い子になるかは皆さんのお手入れ次第です。

細菌とひと口に言っても、いろいろな種類がいます。むし歯菌と歯周病菌は性格も好みも違います。築いている社会も違いますし、考えていることも、暮らしぶりも異なります。バイオフィルムのなかでさまざまな細菌が互いに協力し合い、食べて、増えて、戦うようすは、さながらひとつの国家のようです。バイオフィルムという“国”と、そこに暮らす“国民”—— 細菌たちの生活を、その国を訪れた旅人の目を借りて見ていきましょう。

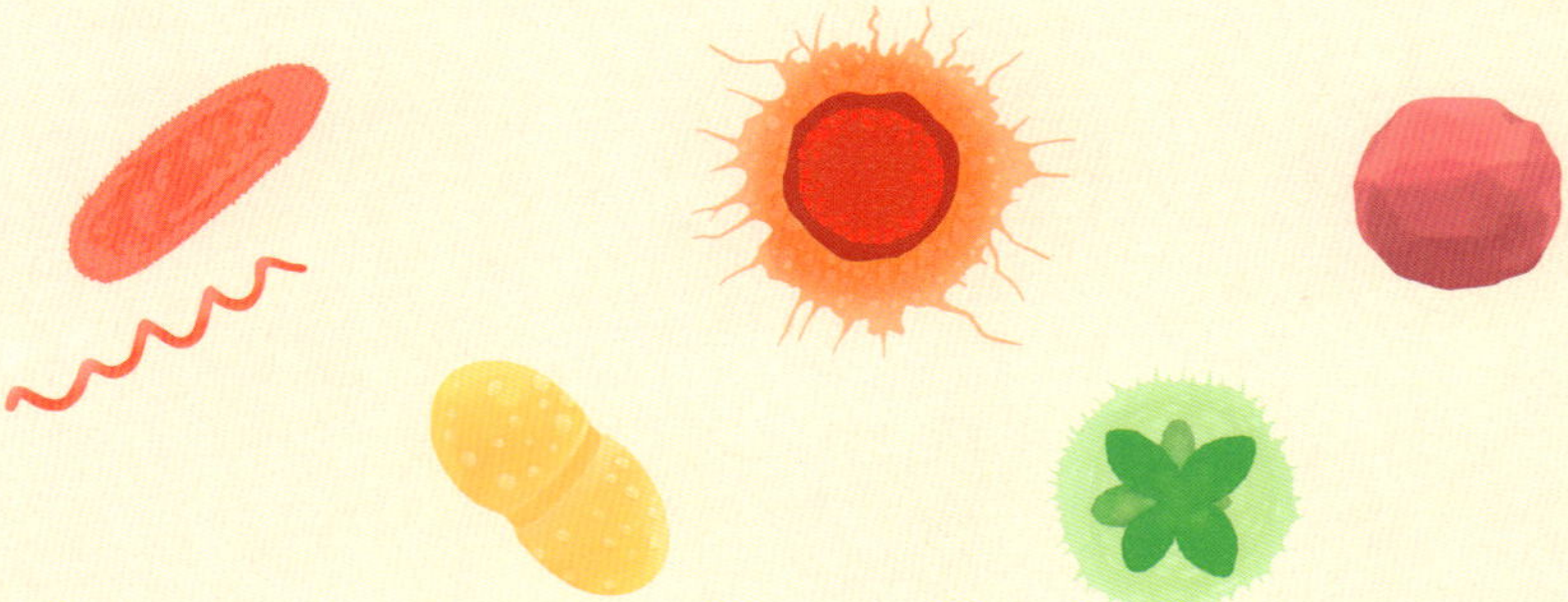

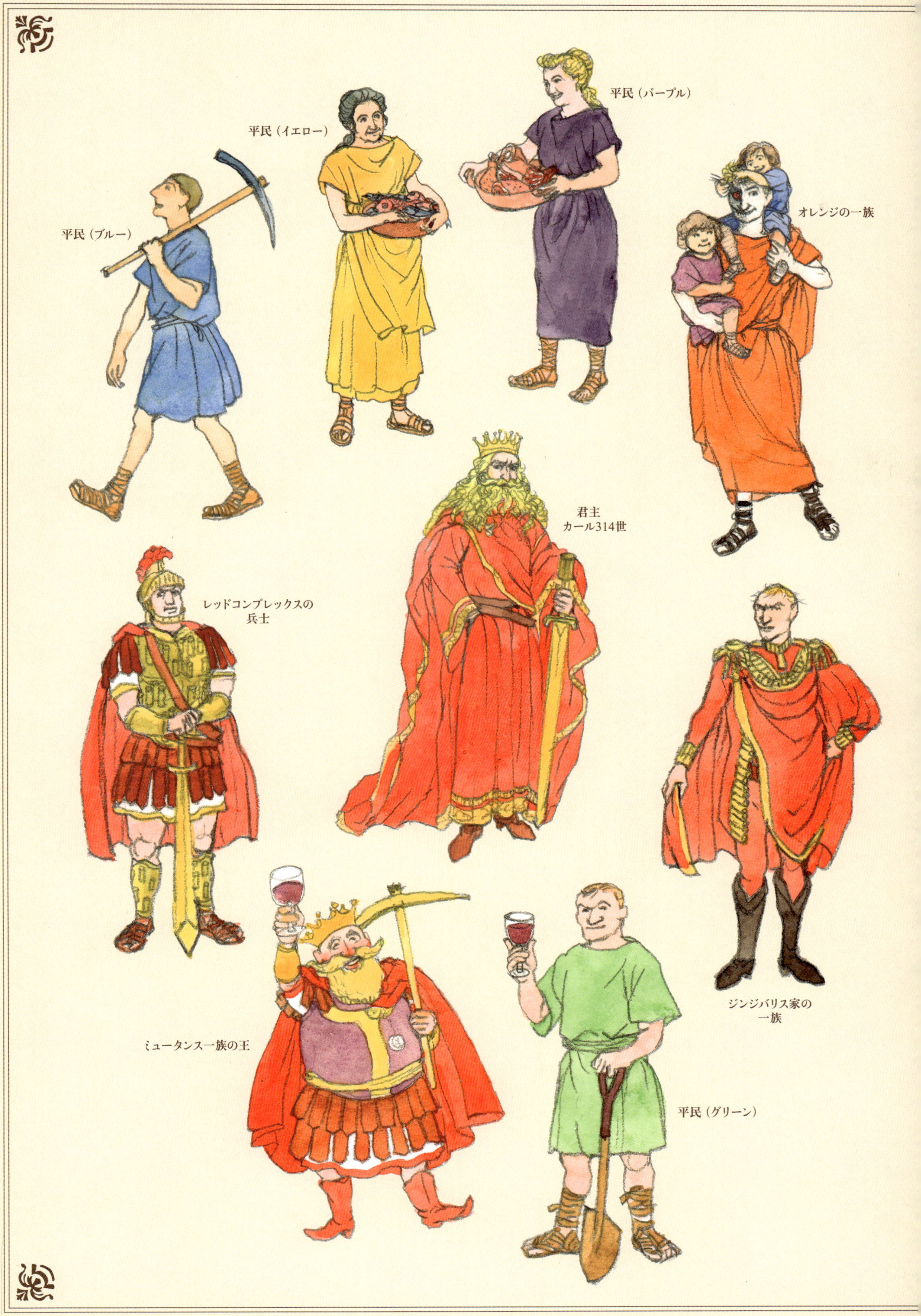
平民（パープル）
平民（イエロー）
平民（ブルー）
オレンジの一族
君主
カール314世
レッドコンプレックスの
兵士
ジンジバリス家の
一族
ミュータンス一族の王
平民（グリーン）

Contents

第1章 細菌たちの住むところ

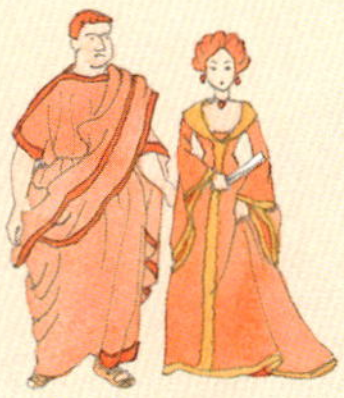

第2章 口のなかの愉快な面々

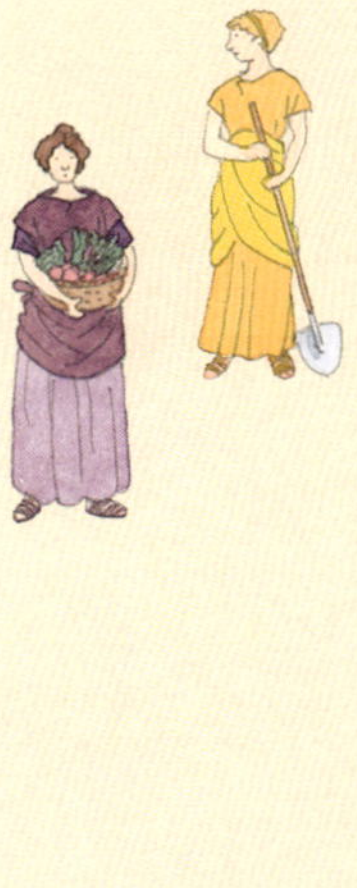

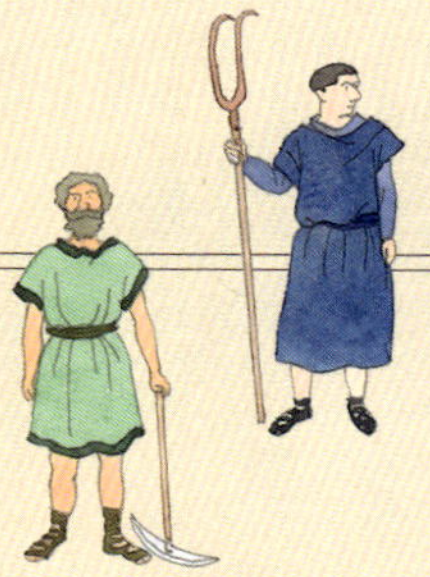

第3章 ジンジバリス家の人々

第4章 嵐の前の静けさ

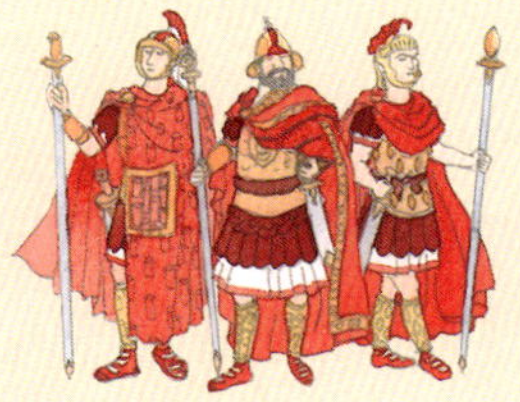

第5章 歯周ポケットのなかの戦争

デザイン◆大久保裕文＋小渕映理子(Better Days)
イラスト◆小野寺光子
解説イラスト◆有村 綾

INTRODUCTION I

バイオフィルム公国とその周辺地域

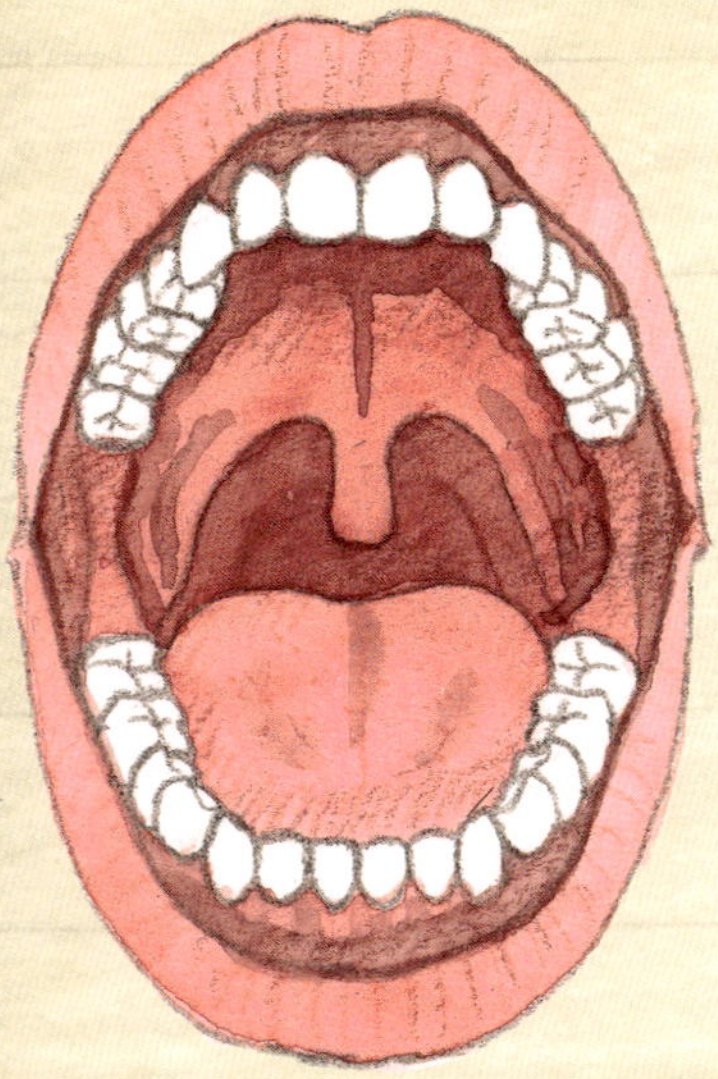

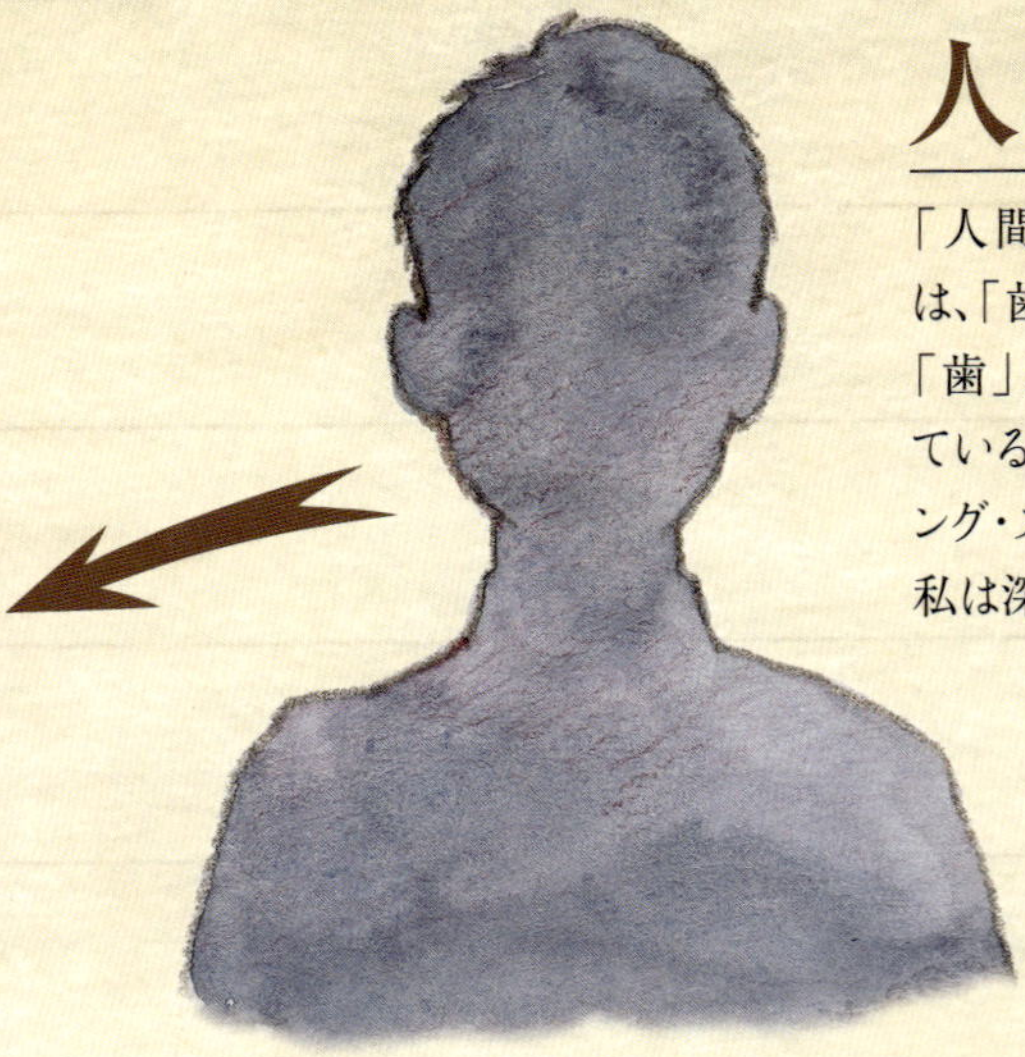

人間 HUMAN

「人間」という巨大生命体の口のなかでは、「歯ぐき」というピンク色の地面の上に「歯」という白い巨岩が何本もそびえ立っている。その巨岩群のもっとも奥、ブラッシング・ストーム（歯みがき）が届きにくい場所に、私は深い峡谷があるのを発見した。

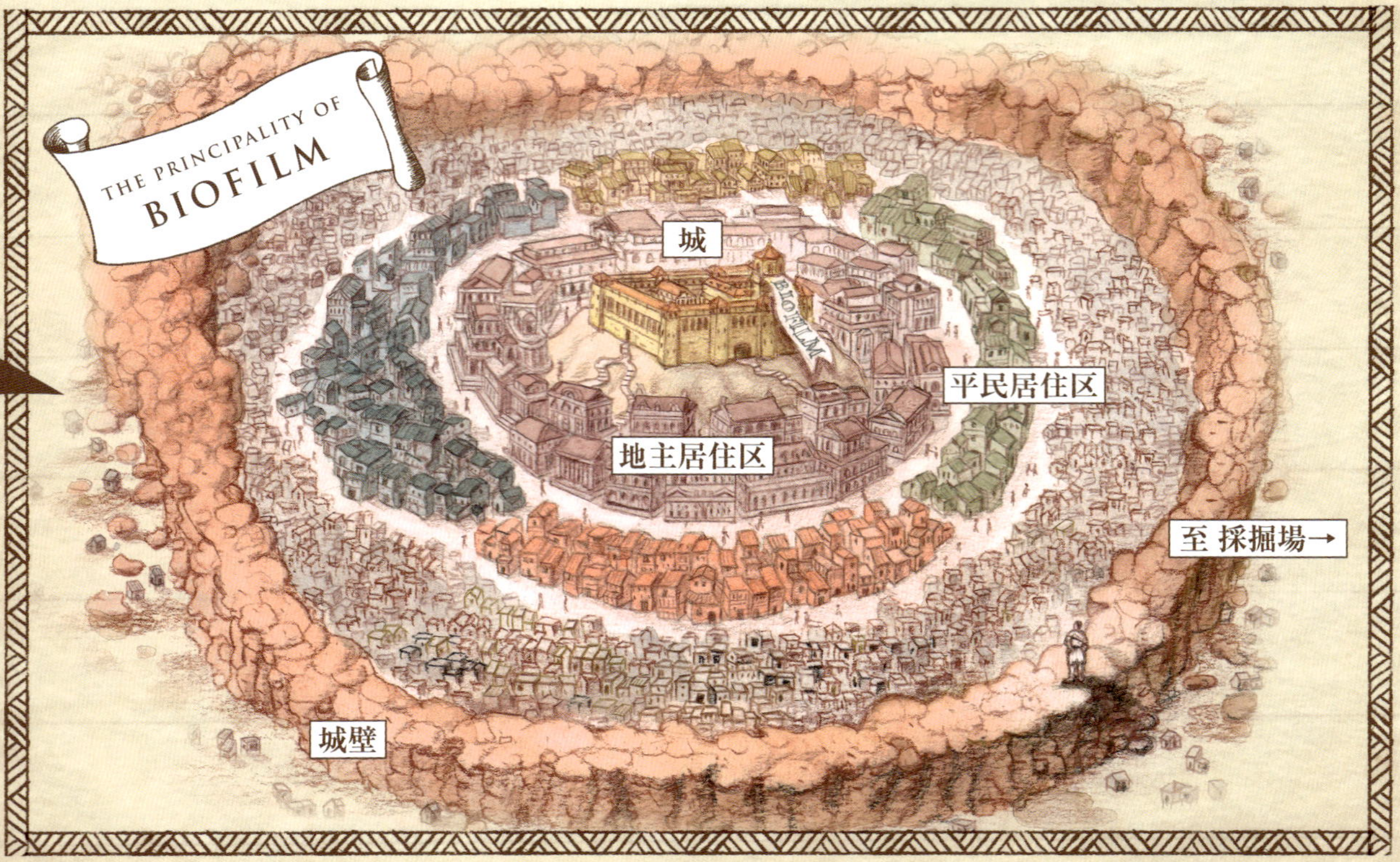

バイオフィルム BIOFILM

分厚い城壁に守られた公国は、小高い丘に築かれた城を中心に広がっている。城には君主ら貴族階級が住み、そのまわりには地主階級の邸宅、そして平民の住居が軒を連ねる。向かって右、歯の根がある方向には採掘場があり、住民たちが歯ぐきを掘り進む（つまり歯周病が進行する）につれ、公国の領土は広がっていく。

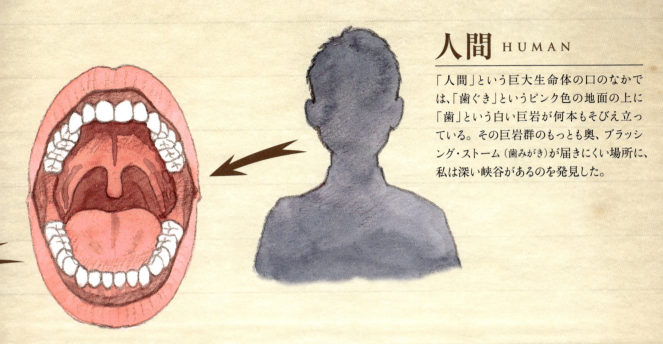

バイオフィルム公国——
それは歯周ポケットのなかにある
細菌たちの楽園。

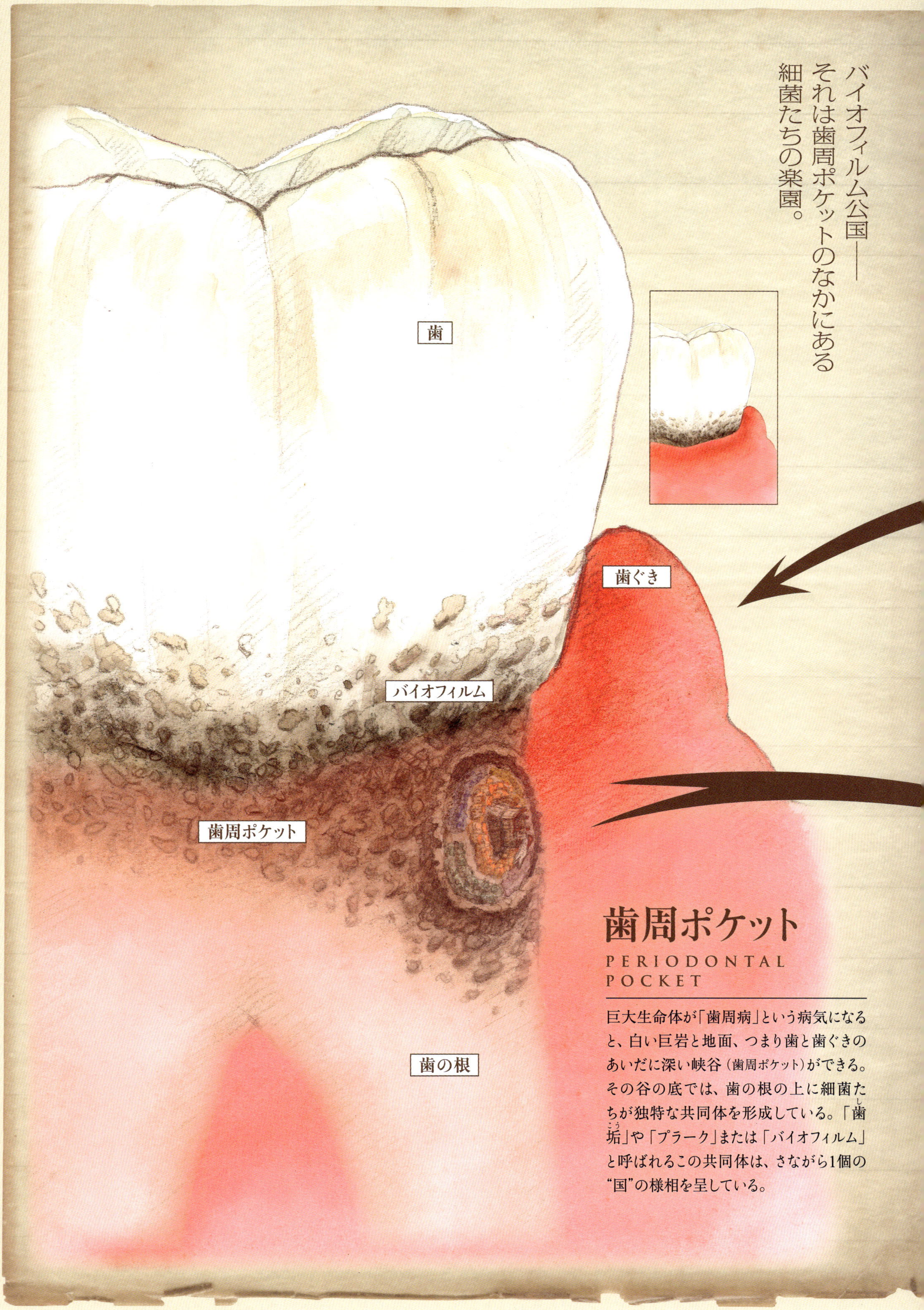

歯周ポケット

PERIODONTAL POCKET

巨大生命体が「歯周病」という病気になると、白い巨岩と地面、つまり歯と歯ぐきのあいだに深い峡谷（歯周ポケット）ができる。その谷の底では、歯の根の上に細菌たちが独特な共同体を形成している。「歯《し》垢《こう》」や「プラーク」または「バイオフィルム」と呼ばれるこの共同体は、さながら1個の“国”の様相を呈している。

INTRODUCTION Ⅱ

バイオフィルム公国の生活

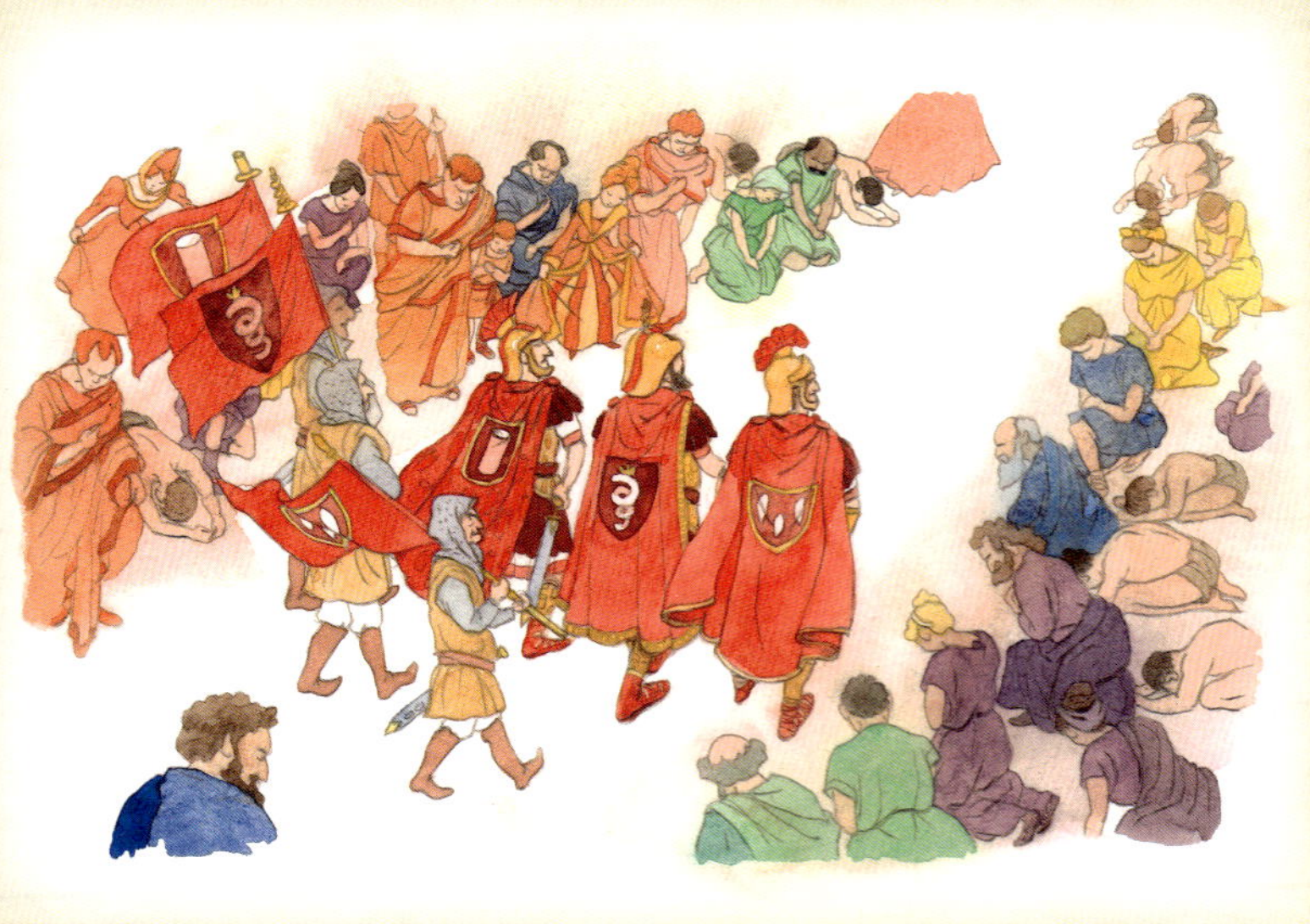

人々 PEOPLE

バイオフィルム公国には「峡谷の民」と呼ばれる6つの部族が暮らしており、着衣の色が身分によって分けられている。先住民の末裔である4部族はパープル、グリーン、イエロー、ブルーの服をまとい、みな平民である。一方、過去に移住してきて、いまや公国の支配階級となっている貴族の「レッドコンプレックス」(悪玉歯周病菌)は赤色を自分たちの色とし、その側近である地主階級はオレンジ色の服を身につけている。貴族や地主階級の住民はことさら強い口臭を発するが、この悪臭を住民は「香り」と呼び、たいそう好む。 第3話(p.16)

歴史 HISTORY

公国のはじまりとは、どのようなものだったのだろうか? ある日荒涼たる岩地に雨が降り、肥沃な大地が生まれた。そして善良な民が住みつき村をつくり、子を産み育て、村は栄えた。しかし、好まれざる移住者によって、村の運命は大きく変わる。

第5話(p.22)

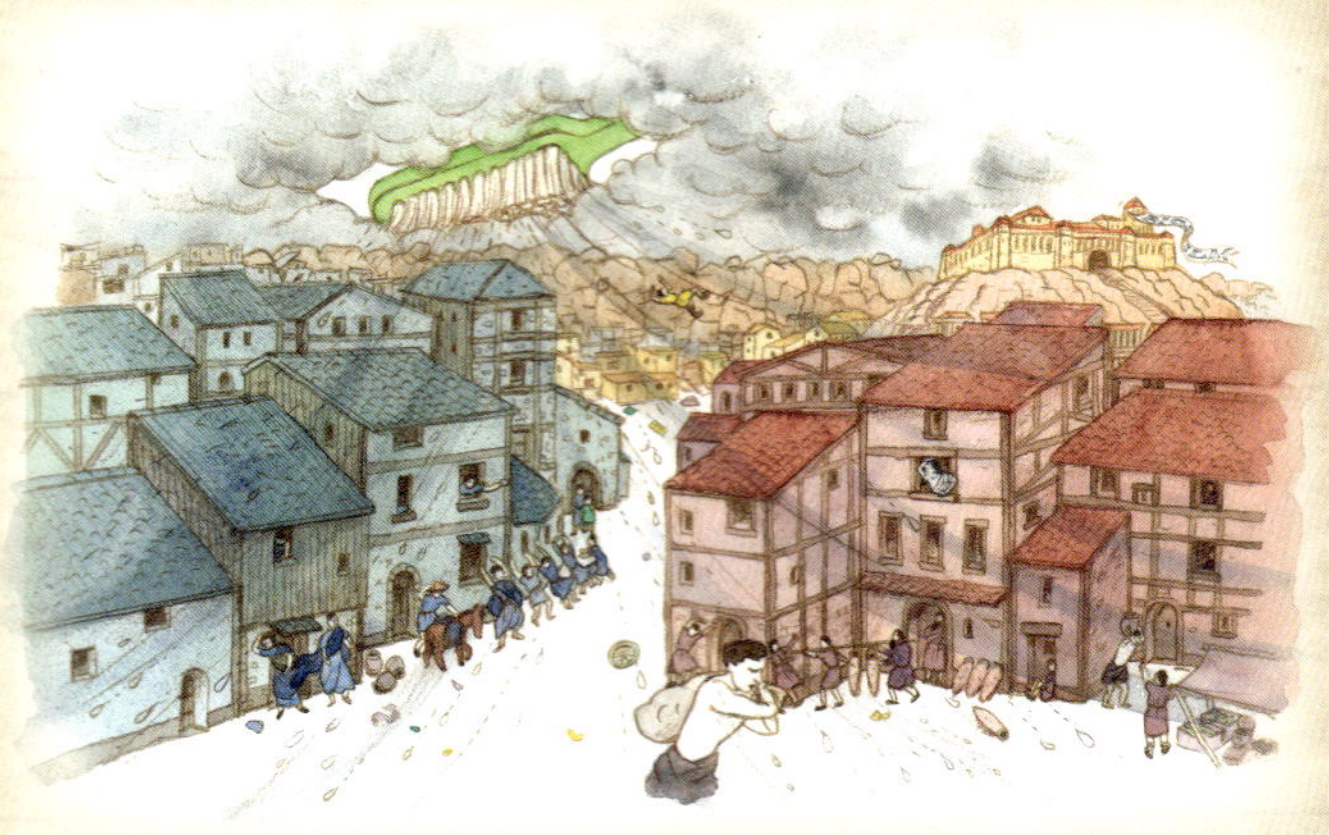

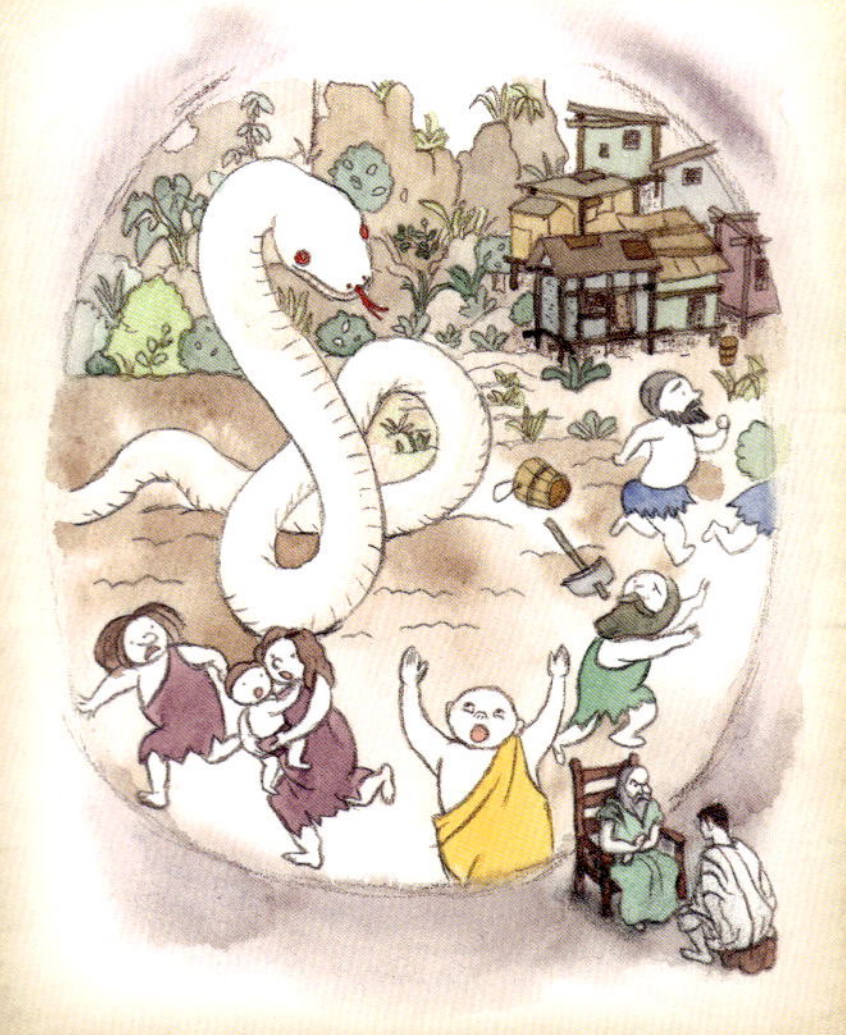

気候 CLIMATE

歯と歯ぐきのあいだにある峡谷(歯周ポケット)のなかに存在する公国は、1年じゅう薄暗く湿っている。1日に1度、毎朝決まった時間に大雨が降るが、城壁に守られた住民にはうるおい以外の何物でもない。雨雲の裂け目に巨大な毛束の化け物を見た者もいるというが……? 第2話(p.14)

政治 POLITICS

多数の民族から成る公国には、レッドコンプレックスと呼ばれる3つの貴族家系が存在する。3家のうち、最高権力を握っているのがポルフィロモナス・ジンジバリス家だ。同家の第33277代当主にして公国の君主であるカール314世は、領土拡大に野望を燃やしている。

第10話(p.34)

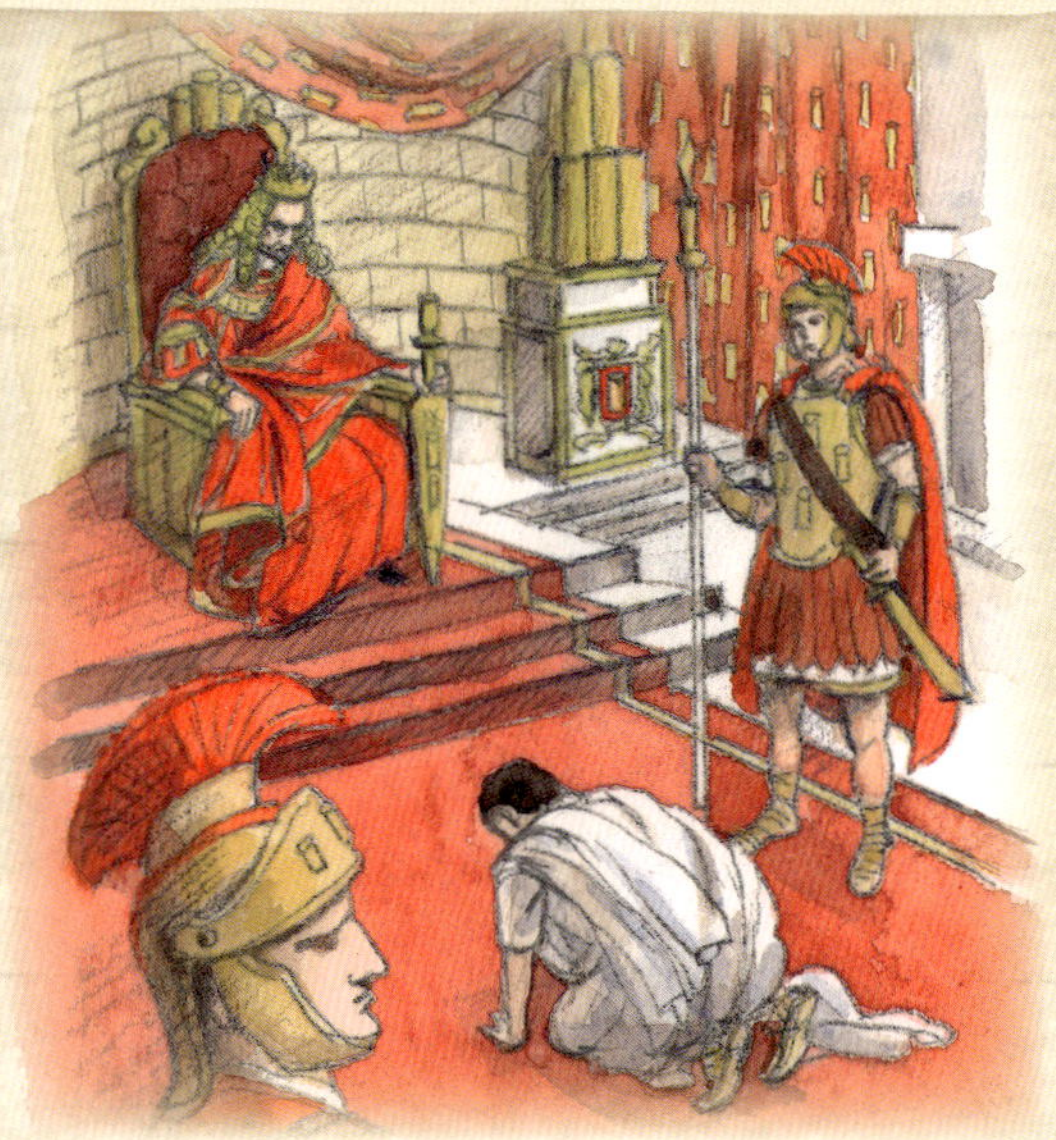

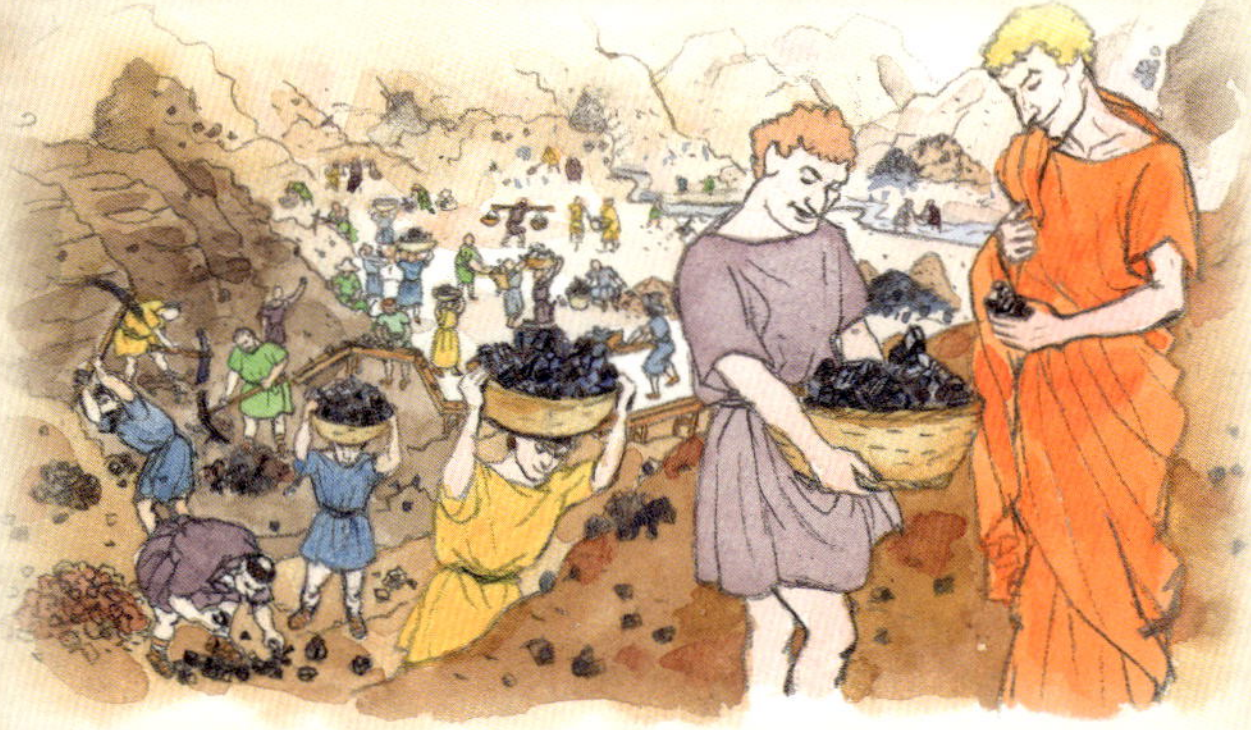

産業 INDUSTRY

公国の主要産業は、血液中の鉄の採掘。鉄はこの国の住民だけでなく、他国の住民にとってもなくてはならない栄養素である。採掘場から絶えることなく鉄が得られるこの国は、今日も交易で栄えている。採掘された鉄の大半は支配階級に納められるので、平民の口に入ることはまれである。

第4話(p.18)

軍事 MILITARY

国全体をぐるりと囲む城壁の外には、「唾液」と呼ばれるねっとりとした水が流れている。レッドコンプレックスの軍隊は唾液に乗って他国に侵攻し、住民を激しく攻撃する。占領を果たすと、間髪を置かず歯ぐきを掘って鉄の採掘をはじめ、その国の支配を確固たるものとする。

第7話(p.26)

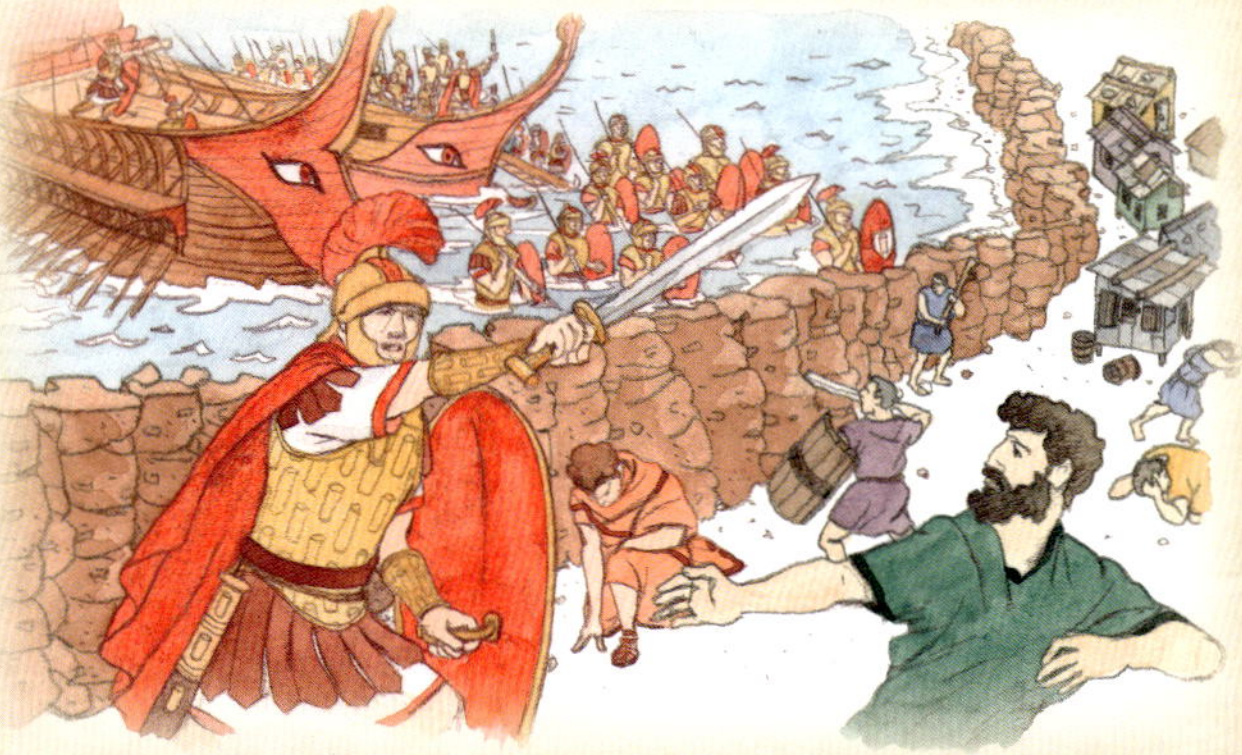

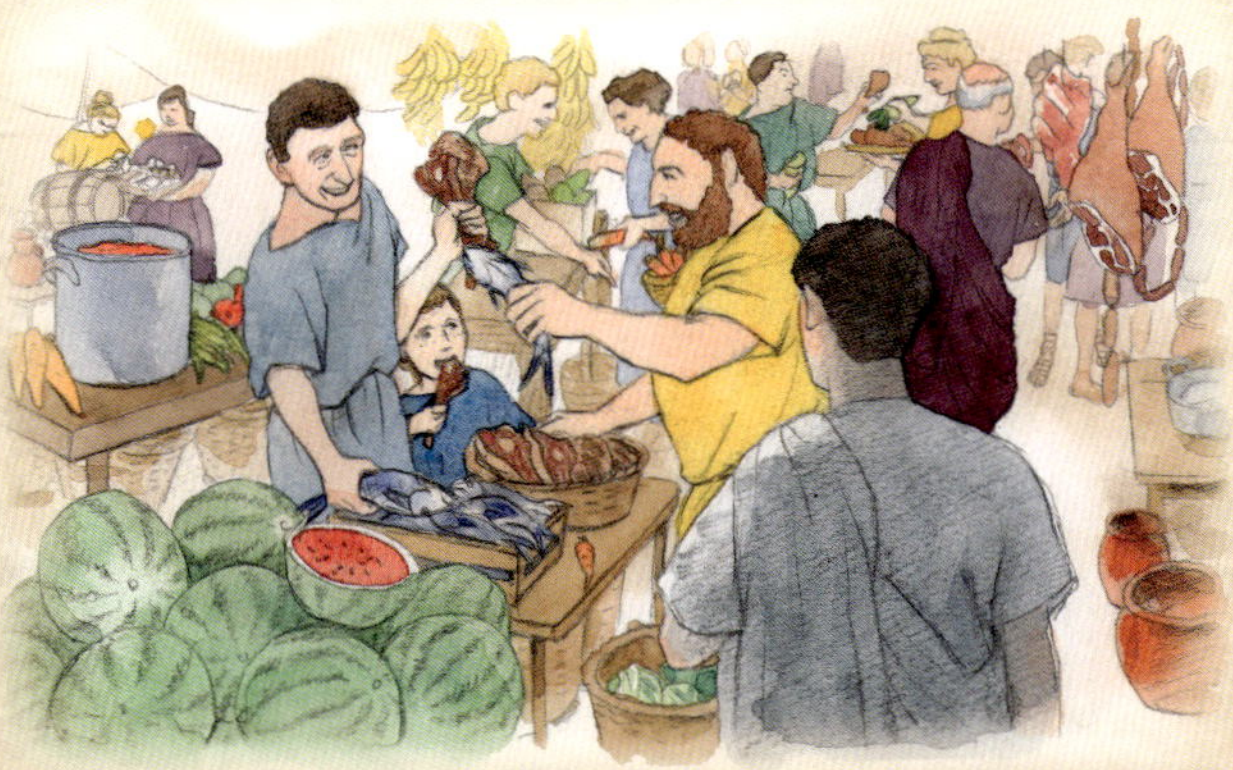

食文化 FOOD

この国の住民は極端な偏食家が多い。肉肉肉、魚魚魚と飽きもせず同じものばかり食べている。だがこれでは当然、栄養が偏るため、定期的に住民総出の「フードバザール」を開いて、料理や食材を交換し合って栄養のバランスを取っている。

第17話(p.50)

第1章

細菌たちの住むところ

Where the Tiny Things are

第1話

旅人、公国を訪れる

巨大な生命体に吸い込まれた旅人。暗く湿った世界にただひとり。そこで彼が目にしたものとは？

私は旅人。地図は持たない。目的地もない。光と風に誘われるまま道を進むのが私の流儀。ちはやぶる神に導かれ、不思議な世界ばかりを訪ねている。

ある時、突然のつむじ風にあおられからだが宙に浮き、巨大な生命体に吸い込まれた。この生命体の入口ではスー、ハーと音を立てて強風が波のように寄せては返している。これがつむじ風の正体だ。

風に連れて来られた場所は、ねっとりと湿った空気とやや不快なにおいが漂っていた。地面は赤くやわらかい。はるか遠く、地表の向こうには何本もの白い巨岩が整然と一列にそびえ立っている。

巨岩がどこか茶色っぽく見えるのは、表面についた汚れのせいだ。汚れの色は、巨岩の根元に向かって濃くなっている。不快なにおいはそこからやってきているようだ。

巨岩の列が途切れるあたりを目指して歩いて行くと、やがていちばん端の巨岩の近くにたどり着いた。巨岩はまわりを深い峡谷に囲まれ、岩肌が切り立った断崖をなしている。

谷を用心深くのぞき込むと、巨岩の斜面にレンガ色をした城壁のようなものが見えた。どうやらその建造物は、峡谷の底に向かって延びている。まるで谷底に向かう城塞都市だ。

「古代ギリシャにはポリスと呼ばれる都市国家があった。もしかしたら、あれもそういった国の一部なのかもしれない」

城塞が何なのかを確かめずにいられなくなった私は、巨岩に飛び移るとレンガ色の城壁まで歩を進めた。

意外なことに壁はやわらかい。太った人の腹のようにプヨンプヨンとしている。そのうえ、ババロアのジャムソースのようにねっとりと手にまとわりつく。

ブヨブヨした壁を登るのには骨が折れたが、ようやく城壁の上までたどり着いた。するとどうだろう。壁の内側にはたくさんの建物があり、大きな街が広がっているではないか。

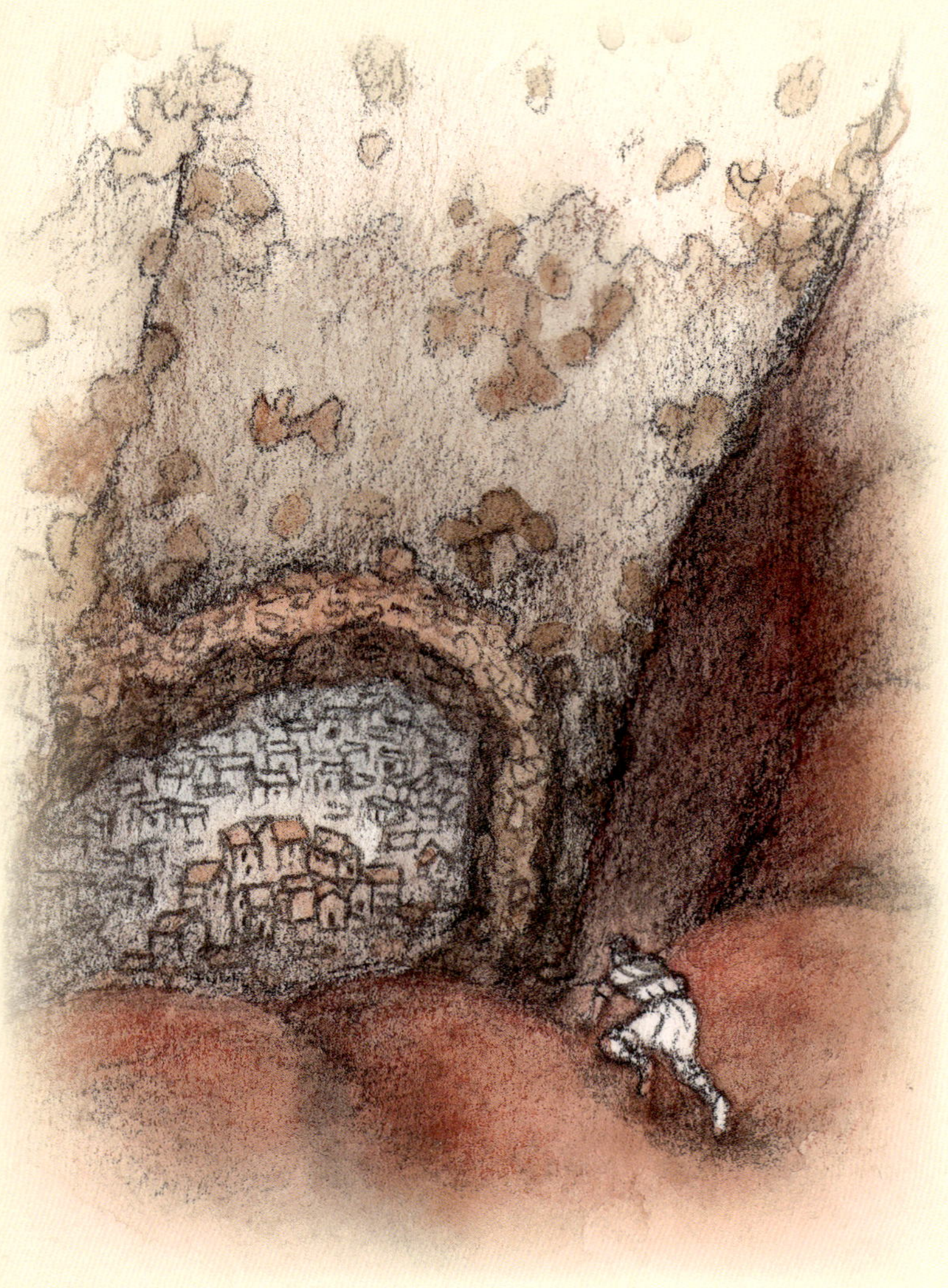

城塞の真ん中にある小高い丘には城がそびえ、「バイオフィルム公国」と書かれた旗がたなびいている。やはりここは国なのだ。

レンガ造りの立派な建物が城をすき間なく囲んでいる。その外側には木造の家屋が並び、城壁の真下には粗末な家がひしめきあっている。住民には身分の差があるのだろうか。

建物をつなぐ道々には、あふれんばかりの人々が行き来している。この国の人口密度は高い。それに空気がとても臭い。

さて、どこから街に入ればいいのだろうか。ひとまず城壁から降りて、街の外を壁づたいに峡谷の奥へと進んだ。すると、どこからか岩に金属を振り下ろすような音が聞こえる。ツルハシの音だ。

たくさんの人々がツルハシとシャベルを手に谷底で採掘をしている。どうやら鉄が目当てのようだ。採掘によって広く深くなった谷底のまわりにはすばやく城壁がつくられ、城塞は巨岩の根元を目指して拡大し続けている。

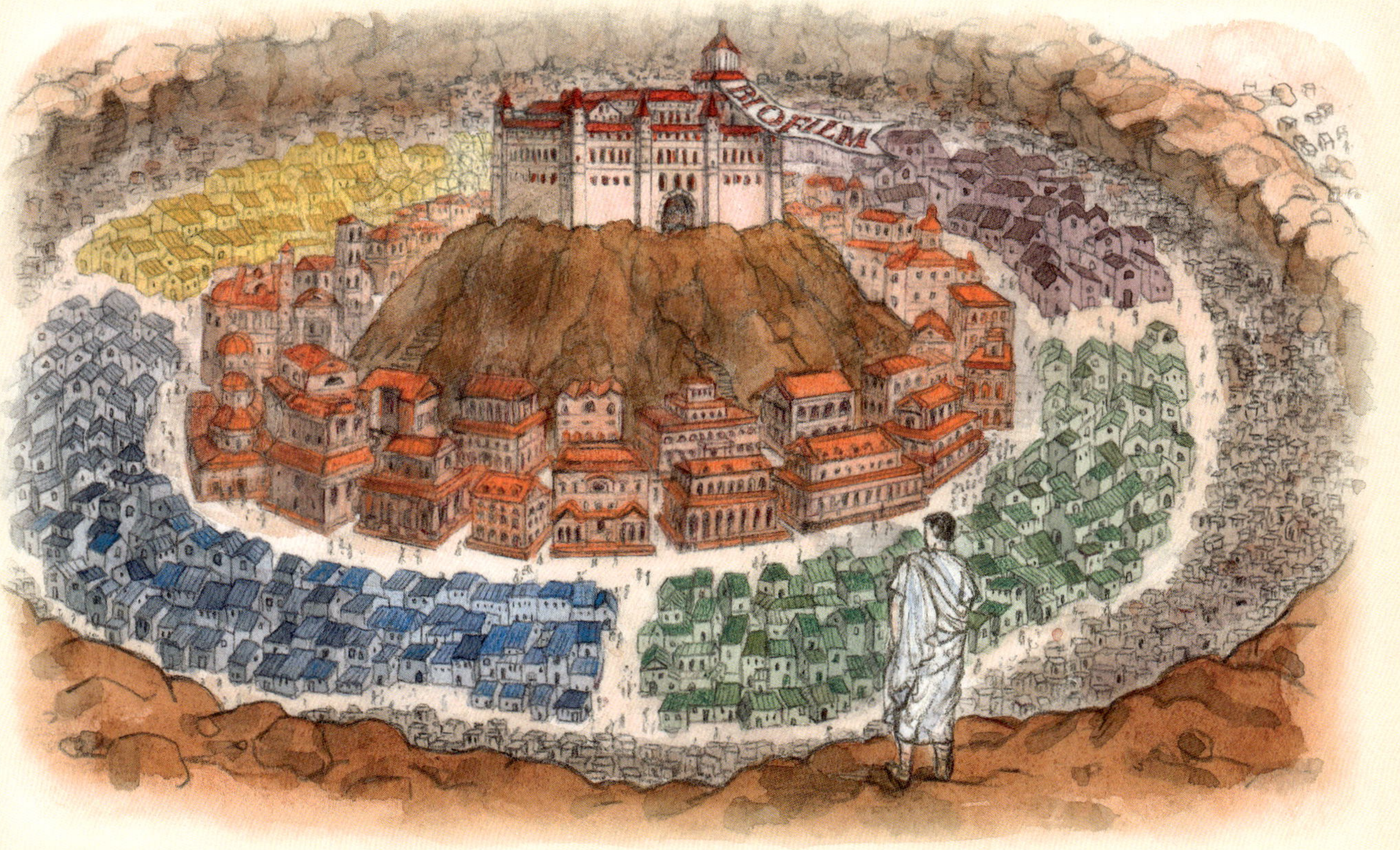

解説　歯周ポケットのなかに存在する歯周病菌たちの国。

「バイオフィルム」（またはプラーク）とは、細菌のかたまりのことです。健康な歯ぐき（歯肉）は歯とぴったりくっついていますが、歯の根元にバイオフィルムがたまると歯ぐきに炎症が起きて、歯と歯ぐきのあいだに峡谷のようなすき間ができていきます。

このすき間は「歯周ポケット」と呼ばれ、ポケット内の歯の表面には、バイオフィルムがべっとりと付着しています。本書の案内役である旅人が足を踏み入れたのは、この細菌たちの集合体です。

私たち巨大生命体が歯周病になると、歯ぐきから出血します（歯みがきをしたときに気づく人も多いことでしょう）。血液には、バイオフィルム内の細菌の大好物である鉄とたんぱく質が含まれており、細菌はこれらを栄養にして、ますますバイオフィルムを拡大（城塞都市を拡大）し、歯周ポケットを深くしていくのです。

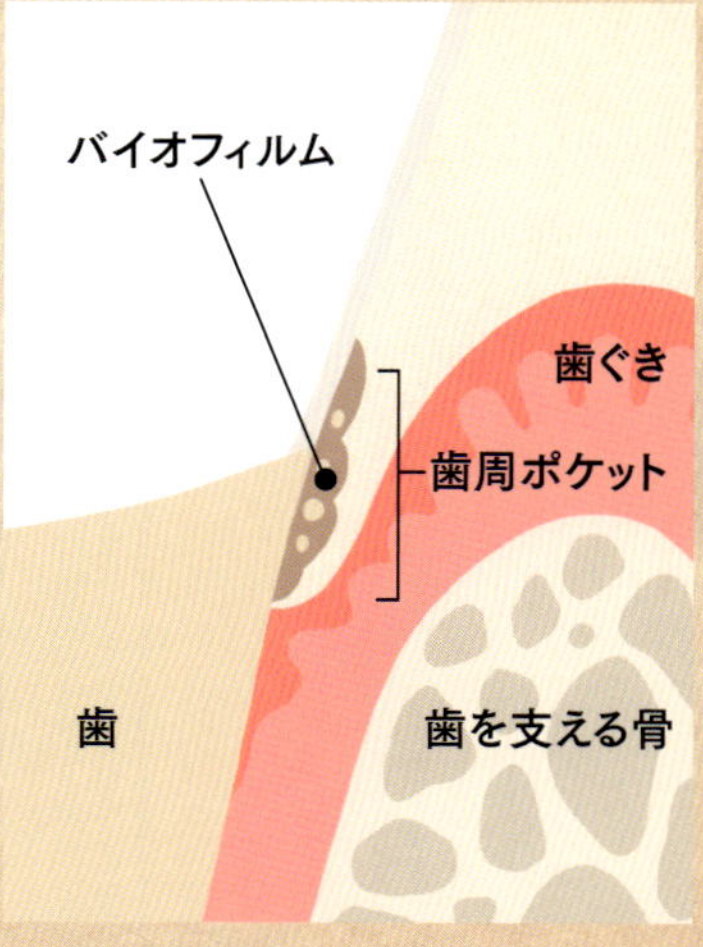

第2話

ブラッシング・ハリケーン

公国の風物詩、それは毎朝の大嵐。
これは天災？　それとも人災？
住民たちは知る由もない。

公国に来て幾度目かの朝を迎えた。ふつう、朝はさわやかなものだ。しかし公国の朝はさわやかとはほど遠い。

時折うっすらと差し込む陽《ひ》が朝を知らせるが、空はたいてい厚い雲で覆われ、どんよりと薄暗い。そのうえ、空気がやたら臭い。とくに朝の臭気は1日のなかでもっとも強く、ねっとりと湿った空気と混じり合いあたりを漂う。

じつは、このにおいは住民の口臭に由来する。それも、公国の住民は、身分の高い者ほど強い口臭を有するのだ。

驚いたことに、住民はこの臭気を「香り」と呼ぶ。貴婦人（いや、「貴腐人」というべきか）が通り過ぎた瞬間に漂う香りに、下々の民衆は思わず振り返り、うっとりと目を細める。

一方、口臭が弱い住民の身分は低い。口臭がない私には、この国での栄達の見込みはないようだ。

さて、この香り、私には我慢を強いるというか、もはや苦行である。だが、この苦行は長く続くわけではない。やがて激しい雨とともに風が吹き荒れ、不快なにおいを和らげてくれるからだ。

嵐は毎朝決まった時間に起こる。薄暗い空が突然明るくなり、「クチュ・クチュ、ガラ・ガラ・ガラ」という音とともに激しい雨が襲ってくる。その後には風が吹き荒れ、最後にまた「クチュ・クチュ、ガラ・ガラ・ガラ」の音を立ててひと雨降る。

その間、住民は建物の陰で雨風を避けている。右に左にと規則的に変わる風向きにあわせて住民のからだも右に左にと揺れ、まるでスタジアムでウェーブする観客のようである。激しい雨風に、ときには吹き飛ばされる住民もいるが、ほとんどの者は城壁にひっかかって事なきを得、いつの間にか戻ってくる。

この天変地異に私もはじめは色を失ったが、今では慣れた。なぜなら

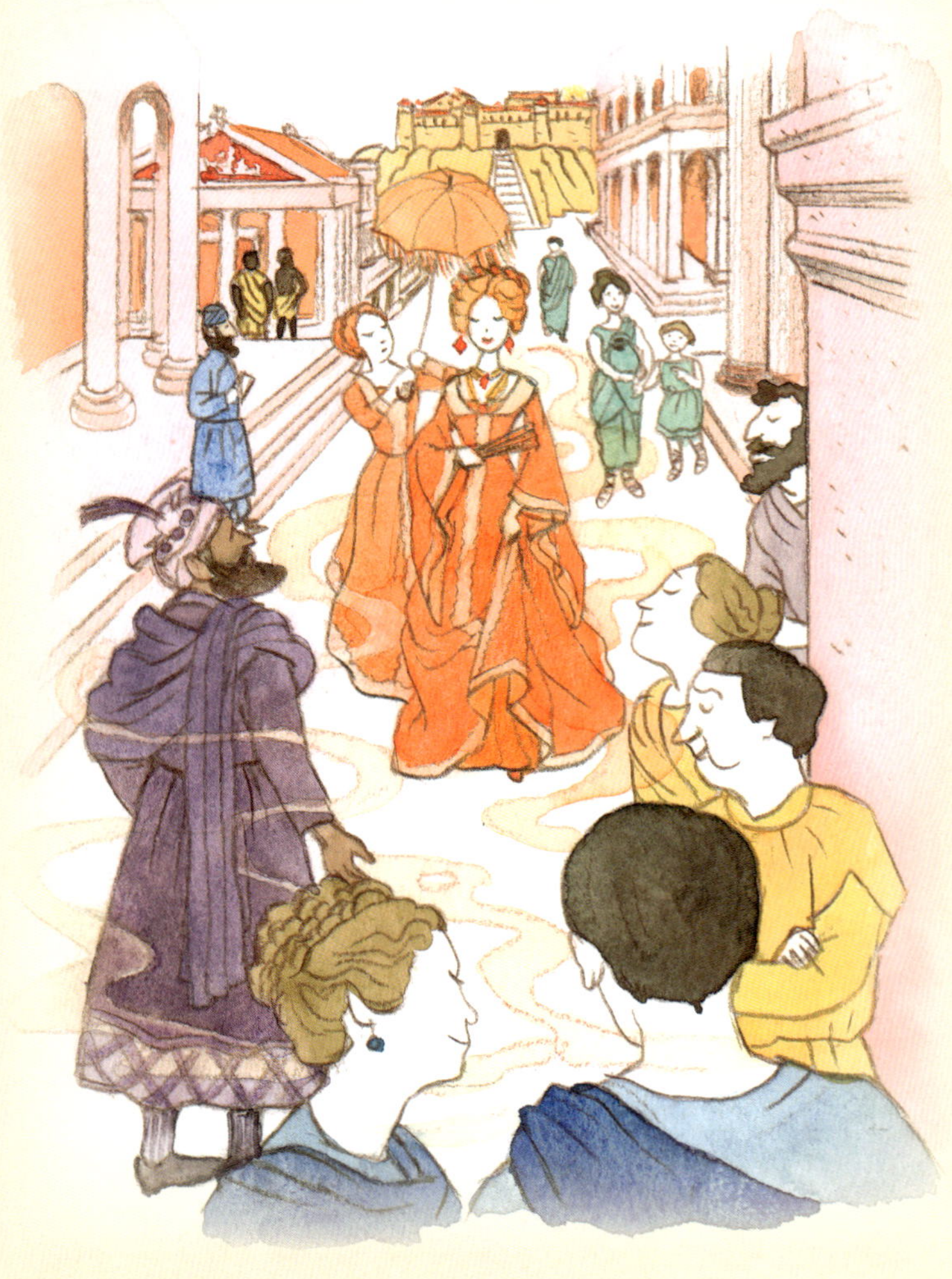

1日1回だけで、1分もしないうちに治まるからだ。嵐が去ったあとは、薄れた臭気とともに平穏な1日が戻ってくる。

嵐の原因は何なのか？　住民に聞いてみると、いろいろな説があるようだ。ただの自然現象と気にとめない者もいれば、はるか上空に巨大な毛だらけの化け物を見たという者もいる。また、採掘場では、鉄を含んだ赤い水が風にあおられ、空に舞い上がるという。

公国を訪れているキャラバンの商人の話では、嵐はこのあたりの国々に特有の天候で、〝ブラッシング・ハリケーン〟と呼ばれるそうだ。

なかには1日に3回、5分以上も続く嵐に見舞われる国もあるらしい。そんな激しい嵐に襲われる国では、土地は荒れ放題、住民はやせ細り、国の存続すら危ぶまれている。

それに比べると、公国の住民は恵まれている。朝一度の短い時間だけの嵐では、国が滅びる心配はない。この先、公国はますます栄えることだろう。

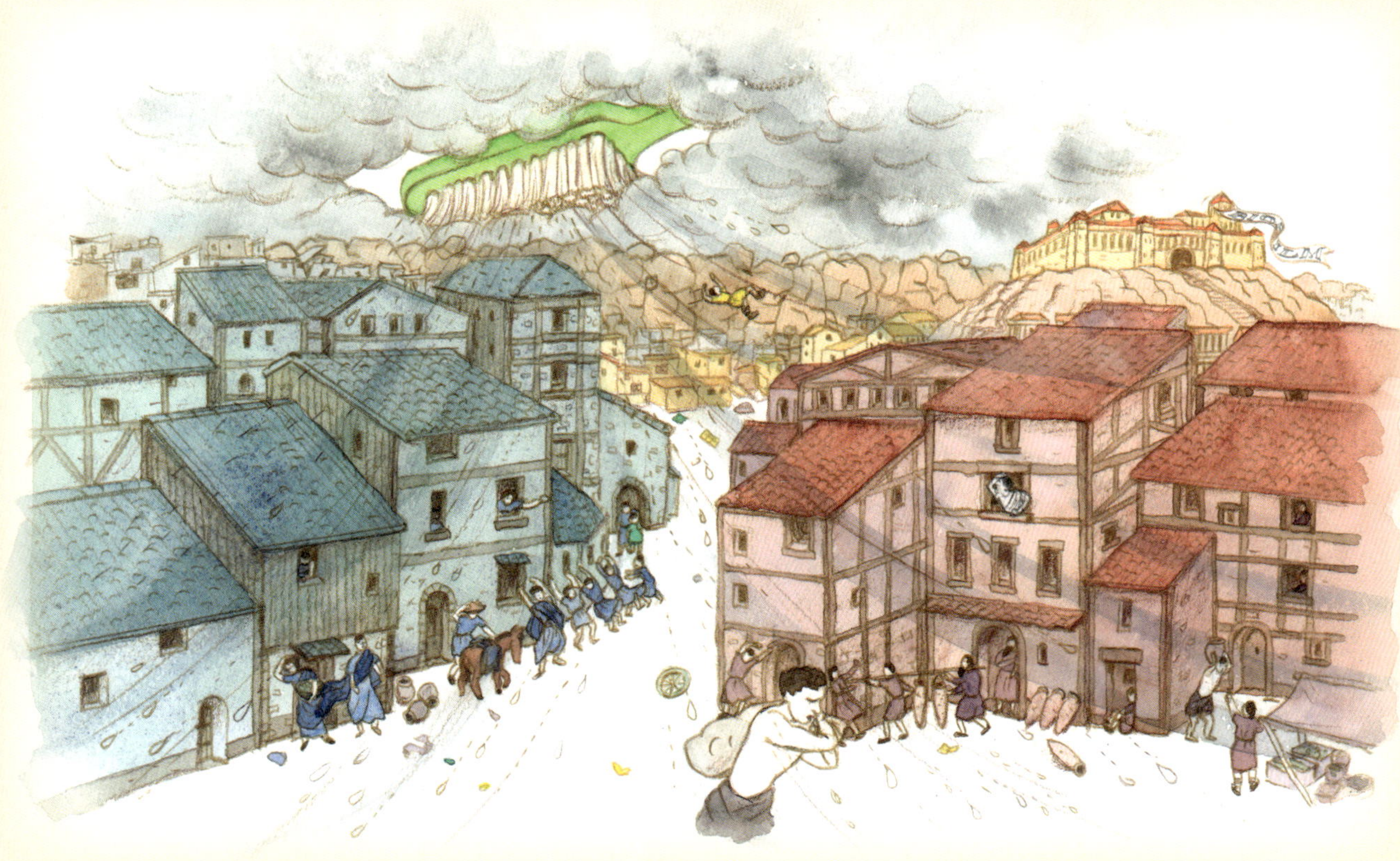

解説　お口のにおいの元は歯周病菌の代謝物。

「ブラッシング・ハリケーン」とは、皆さんが毎日している「歯みがき」のことです。歯の表面に形成されたバイオフィルムは、1日1回だけ、それも短時間の歯みがきでは取り除けません。ていねいにみがくことが大切です。みがき残しが多いのは歯と歯のあいだですので、歯ブラシの毛先や、デンタルフロス、歯間ブラシを用いるようにしましょう。

多くのバイオフィルム細菌は、においのする代謝物を排泄しますが、とりわけ歯周病菌の代謝物には、メチルメルカプタンなど、悪臭を放つ物質が多くあります（口臭物質には毒性があるので、歯ぐきにもからだにも有害です）。

そのため、歯周病になると強い口臭がするようになりますし、歯ぐきに炎症が起きて、出血するようになります。強い口臭と歯みがき時の出血は、歯周病のサインです。ご注意ください。

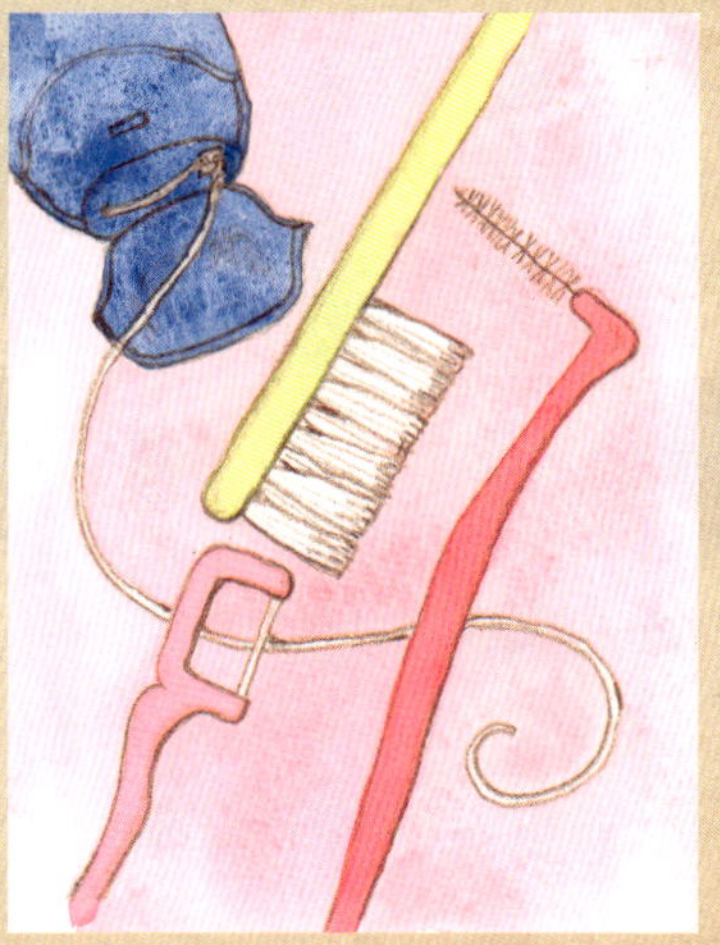

第3話

支配階級 レッドコンプレックス

多種多様な細菌たちが暮らす公国。「色」で厳密に分けられた住民は、鉄の身分制度のもとに置かれている。

人間の世界では民主主義は当たり前だが、公国に民主主義はない。600の民族から成るこの多民族国家では、ひと握りの貴族階級が国を治めており、住民は不平等な環境で暮らしている。

この国は身分制社会だ。主だった住民は血縁と縁戚関係によって6つの部族に分けられ、身分が与えられている。各部族は「コンプレックス」(＝複合体)と呼ばれ、それぞれ異なる色の服を身につけている。

赤色の服をまとう住民は「レッドコンプレックス」という貴族階級だ。街の中心の小高い丘にそびえ立つ城に居住し、絶対的な権力で国を支配している(第1話)。

次に身分が高いのが地主階級であるオレンジの一族。その名のとおりオレンジ色の服を着て、城を囲むレンガづくりの屋敷で暮らしている。

残り4つの部族はただの平民で、それぞれブルー、パープル、グリーン、イエローの色を与えられ、部族ごとに区分けされた木造の家に住んでいる。

さらに街の端には、どの部族にも入れてもらえなかった最下層の住民が、廃材でつくった粗末な家をすみかとしている。

レッドコンプレックスには3つの家系がある。いずれ劣らぬ名家で、筆頭貴族はポルフィロモナス・ジンジバリス家(紋章は円筒)。次いで、トレポネーマ・デンティコラ家(紋章はらせん)と、タネレラ・フォーサイシア家(紋章は紡錘《ぼうすい》)。紋章は部族のいにしえの姿形を模している。

この国では、身分の高い住民ほど発する口臭が強いが、この3家の貴族も強い口臭を放つ。そのにおいは、平時は(住民にしてみれば)ジャコウのように高貴な香りだが、ひとたび敵を前にすると、相手を毒に侵し、からだのたんぱく質を破壊する攻撃手段となる。彼らに集団で襲われれば、他の住民はひとたまりもない。だから逆らえないのだ。

公国の身分制度

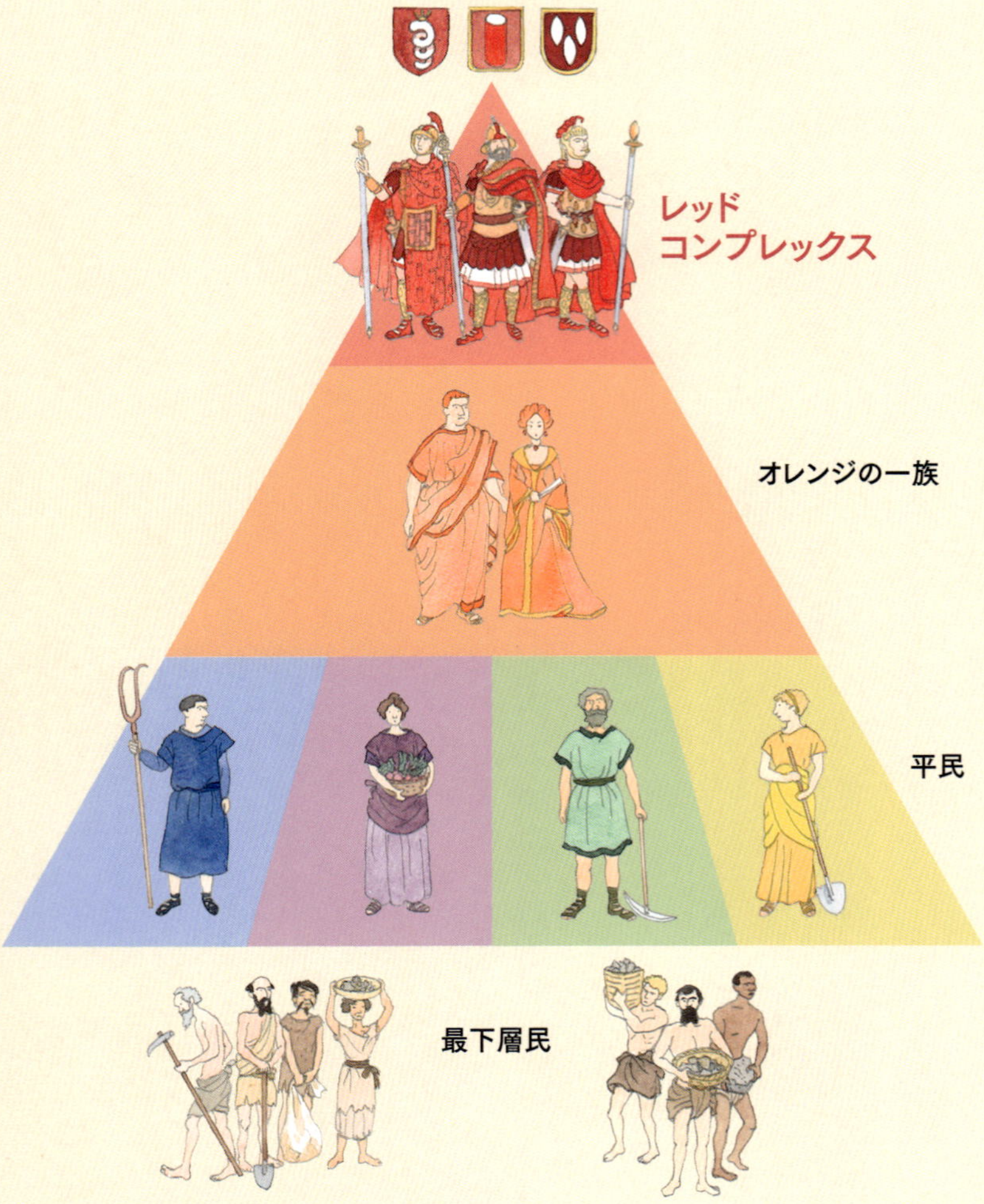

おまけに3家は一枚岩である。ジンジバリス家を盟主として互いに強い信頼関係で結ばれ、仲違いや裏切りはありえない。往来を歩く彼らはそれぞれの家の紋章が描かれた赤いマントをまとい、他の住民とは明らかに身分が違うことを見せつけている。道行く人々はひれ伏すばかりだ。

ちなみに、かつてはこの貴族階級にアクチノマイセテムコミタンス家も属していたが、実際には力が貧弱だったことを見透かされ、今では平民に落ちぶれている。

公国の主要産物である鉄は、平民により採掘されている。掘り出された鉄の大半はまずオレンジの一族のもとに集められ、そこからさらにレッドコンプレックスに納められる。「レッド」は血液に含まれる鉄の色。彼らこそが鉄を支配する者なのだ。

鉄はこの国の住民だけでなく、他国の住民にもなくてはならない栄養分だ。上質な鉄を求め多数の商人が公国を訪れるため、国もレッドコンプレックスも大いに栄えている。

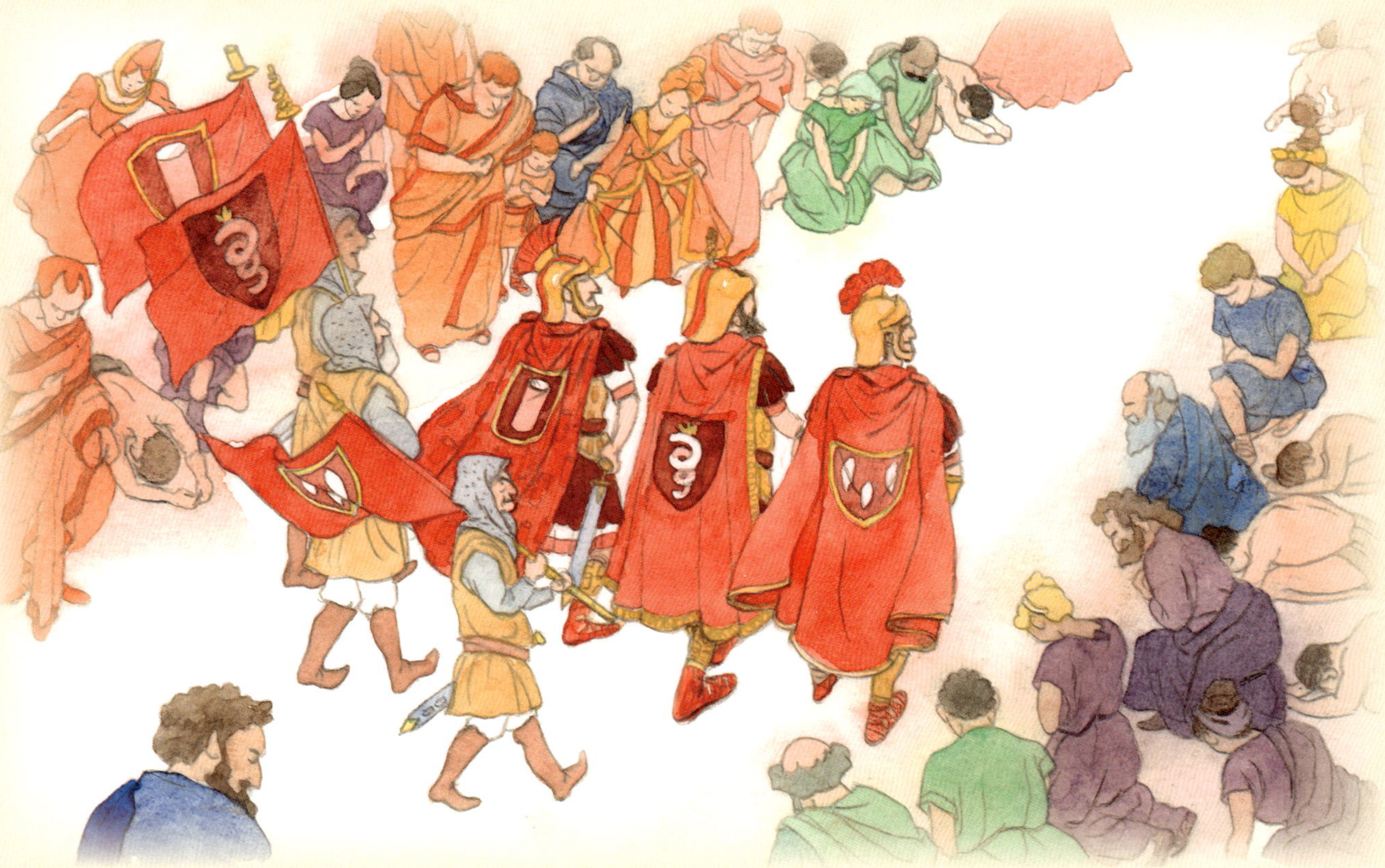

解説　細菌には病原性によるヒエラルキーが存在する。

バイオフィルム細菌の世界では、病原性の違いにより悪玉菌と善玉菌がはっきりと区分されていて、これはピラミッドにたとえられます。

最上層は「レッドコンプレックス」と呼ばれる強力な病原性をもつ歯周病菌たち。中層には中等度の歯周病関連菌（オレンジの一族）、最下層には善玉菌と日和見菌（4色の平民）が位置します。お口のなかにレッドコンプレックスがいるかどうかが、歯周病になるかどうかの大きな分かれ道になります。

なお、研究が進むと細菌種の位置づけも変わります。かつて20歳代で発症する若年性歯周炎の原因菌とされていたアクチノマイセテムコミタンス菌は、歯周病への関与が低いことがわかり、今ではピラミッドの上層から下層へと配置換えになりました。

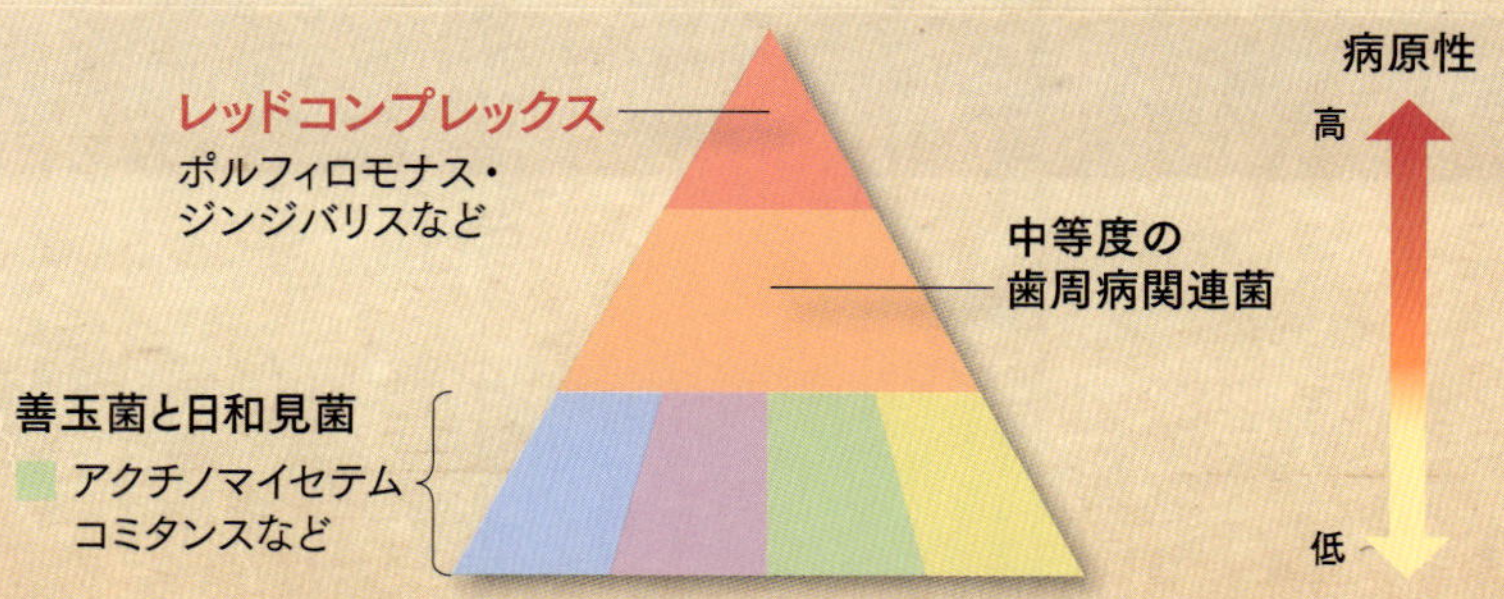

第4話

食べることは生きること

生きるために食べるのは細菌も同じ。だが彼らの食卓事情は、ヒトとはかなり異なり、きわめて肉食系だ。

今は昔、私はジャポンという国を訪れたことがある。その国では「中高年は肉魚！　しっかり食べて健康長寿」というおふれが出ていた。歳を取ると食が細りたんぱく質不足となり、足腰が弱り寝たきりになるからとの説明に、大いに納得したものだった。

さて、この国の食事はというと、私が投宿して以来、宿の食事は肉、肉、肉……。どうやら住民は肉食系らしい(なんとも健康長寿！)。しかしこの食材、どこから手に入れてくるのか。

ある昼下がり、出かけようとしている宿の主人に私は尋ねた。「どこに行くんだい？」

背中越しの質問にも嫌な顔ひとつせずに主人は答える。「食材を仕入れに採掘場にね。え、なんでまた採掘場にですって？　そりゃ、食いもんは採掘場から取れるに決まってるでしょう？」

この国の常識は私には非常識だ。主人によると、その昔、峡谷に転げ落ち動けなくなった農民が、飲まず食わずの果てにやけくそで土を食したところ、みるみる傷が癒えからだに生気がみなぎったそうだ。それ以来、住民は峡谷の底(歯周ポケットの深部の歯ぐき)を採掘するようになった。

峡谷の底の土質はやわらかい。肉のように弾力があり、なかに赤茶けた砂や鉄がたっぷりと混じっている。土に含まれるたんぱく質と、たんぱく質をエネルギーに変えるために必須の鉄。これがこの国の住民の健康を支えている。

公国の支配階級であるレッドコンプレックスには、とりわけ鉄とたんぱく質が必要だ。彼らは鉄を利用してたんぱく質を効率よくエネルギーに変える力をもつのだが、反面、どちらかが枯渇するとたんに力を失う。ほうれん草のないポパイ(若い人は知らないかもしれないが)、顔がぬれたアンパンマン(年配のかた、ご存じかな？)のようになり、文字どおり「毒気を失う」。だから彼らは鉄の独占に躍起なのだ。

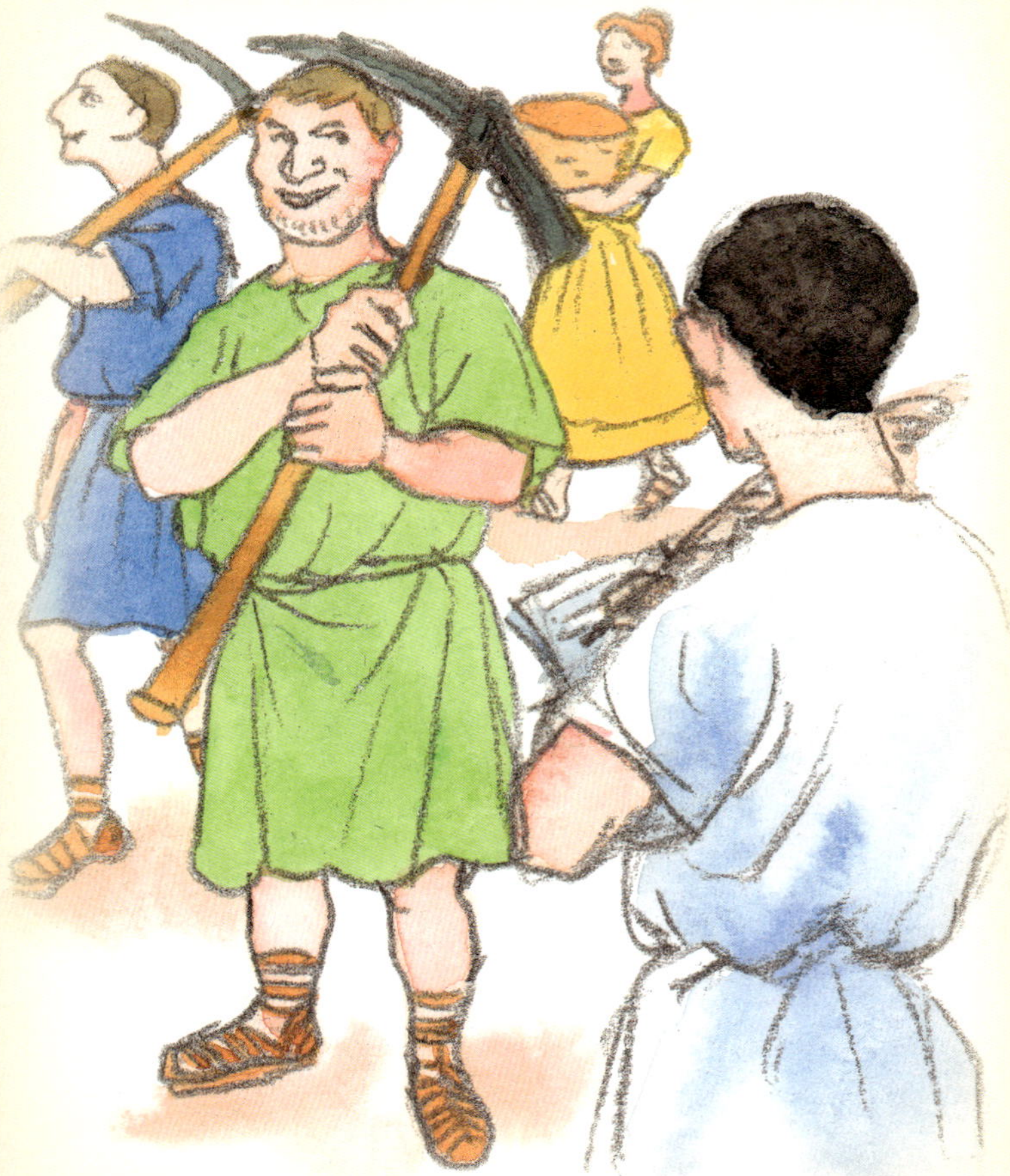

掘り出された鉄は、現場を監督するオレンジの一族の吟味をへて、レッドコンプレックスの居城に運び込まれる。土(たんぱく質)は住民が好きに持ち帰れるが、鉄は持ち出しが厳しく管理されている。

それにしても、鉄とたんぱく質だけで栄養は足りるのだろうか。腑に落ちない顔の私に宿の主人は答える。

「この国の住民は採掘場で仕入れた材料を使って、それぞれの家庭で異なる料理をつくります。家伝の調理法がひとつだけあり、毎日、同じ料理をつくるんです。これでは飽きるし栄養も偏ると思うでしょうが、そんなことはありません。住民は身分を越え、それぞれの料理を融通し合うんですよ」「そうか、だから偏食でも栄養が偏らないのか!」。私は大いに納得した。

「というわけで、うちの店は肉料理が家伝でしてね。今夜も腕によりをかけてつくりやすよ、お客人!」

主人の屈託ない笑顔がまぶしい。違うメニューを味わいたいのなら、宿を替えるしかなさそうだ。

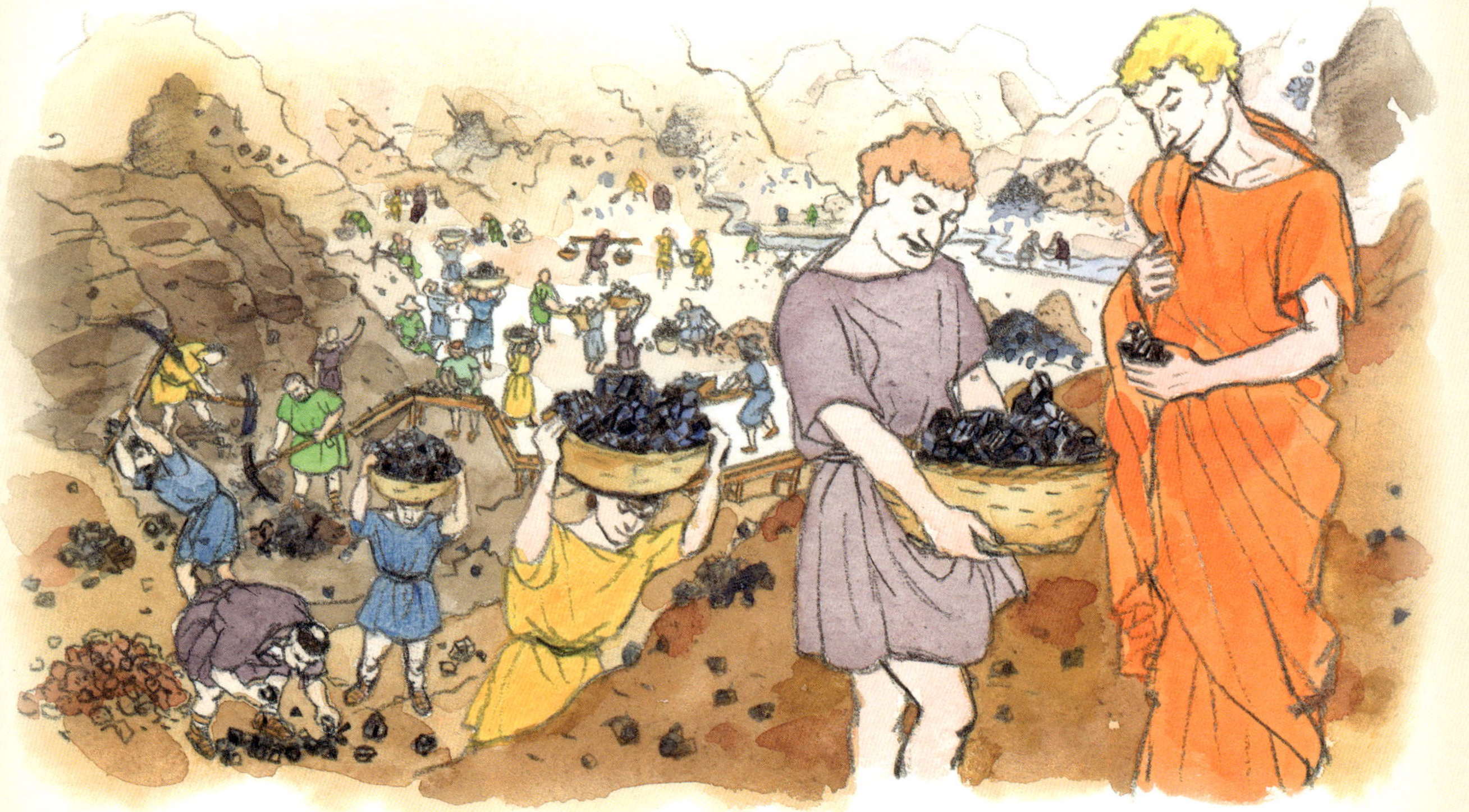

解説　歯周病は、歯周病菌の生存戦略の結果。

そもそも歯周病菌はなぜ歯周病を引き起こすのでしょうか? 別に人間に嫌がらせをしたいからではありません。歯周病菌が歯周病を引き起こすのは、生きるための手段なのです。

歯周病菌は食べるために生きています。彼らにとって最高の栄養素である鉄を摂取するために、歯ぐきに炎症を起こし、出血させているのです(まるで吸血鬼!)。

歯の根の表面に付着したばかりのバイオフィルムの病原性は低いのですが、出血がはじまると、血液中の鉄とたんぱく質を摂取して病原性が高まっていきます。栄養を得た歯周病菌は以前とは見違えるほど強い病原性をもつようになり、歯ぐきの組織を破壊・分解するようになります。

すると、歯ぐきの炎症は強まり、歯周ポケットは深くなり、出血はますますひどくなっていきます。出血が増えるたびに歯周病菌は病原性を高め、増殖を続けて歯周ポケットを深くし、歯を支える骨を溶かしていきます。ここまで進行すると、歯みがきはもちろん、食事をしただけでも出血するようになり、口臭もどんどんひどくなります。

そのままずっと放っておくと、歯を支える歯ぐきも骨もなくなり、歯は抜けてしまいます。歯周病菌による歯ぐきへの攻撃は、最後の1本の歯がなくなるまで終わりません。

登場人物紹介

平民 *The Commoners*

かつてこの地に住んでいた人々は、平和を愛する善良な民であった。支配者などおらず、皆平等に静かに暮らしていた。ところがある日、レッドコンプレックスの襲撃を受け、バイオフィルム公国が建国された。それ以来、彼らは君主の命令に忠実な民および兵士として、他国の侵略に手を貸すようになった。

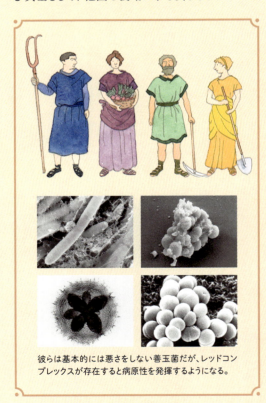

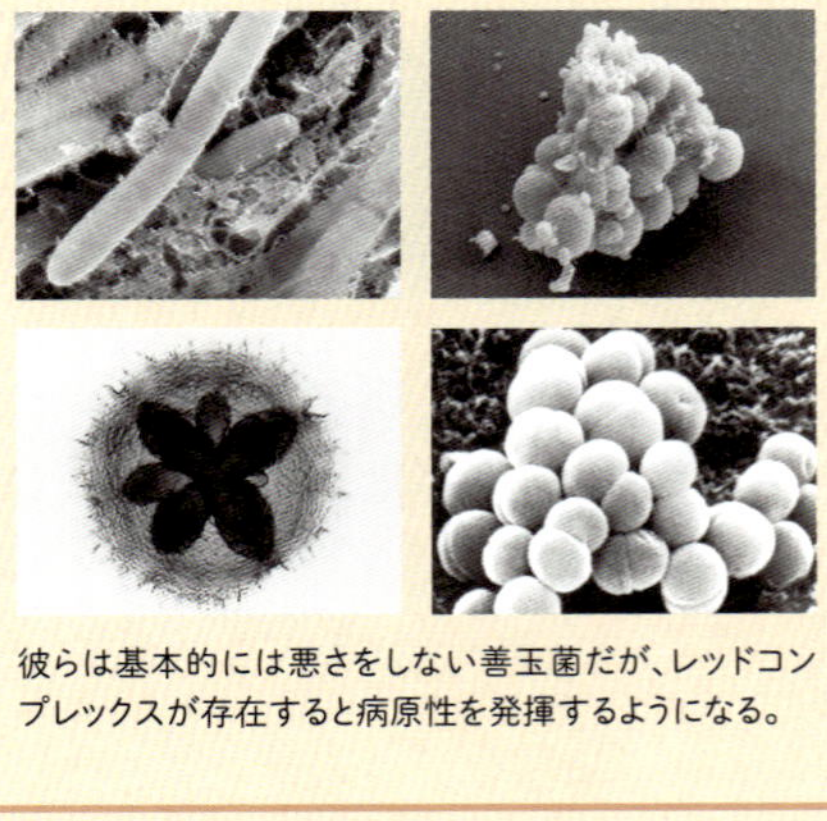

彼らは基本的には悪さをしない善玉菌だが、レッドコンプレックスが存在すると病原性を発揮するようになる。

第2章

口のなかの愉快な面々

Merry folk in the Mouth

第5話

バイオフィルム公国建国記

細菌の楽園、バイオフィルム公国。この国はどのように生まれたのか、遠い昔の歴史をひもといてみよう。

今でこそ繁栄している公国だが、昔は草も生えない岩地だった。ある日、岩地に雨が降り、この国が生まれた。公国の語り部といわれる老人の話を記す。

＊＊＊

その昔、この地には見渡すかぎりの荒涼たる岩地が広がっており、生き物は何ひとつ存在しなかった。

ところがある日、岩地一面に雨が降り注いだ。雨はやがて地面を覆い、岩地を肥沃《ひよく》な大地に変えていった。生まれ変わった大地にはまたたく間に人々が住みつき、村をつくった。

不思議な雨はその後も時折降り、土地はますます肥えた。村人は子を産み育て、移住者も現れて村は栄えた。これが公国のはじまりである。

公国の礎《いしずえ》となった先住民は善良な者たちで、その末裔《まつえい》はイエローの衣をまとう平民となり、今でも公国一の勤勉な民である。彼らに続く移住者も善良で、村をさらに大きくした。その子孫がパープルとブルーの平民である。

最後に移り住んだグリーンの平民の祖先は、少しやんちゃだが悪さをするほどのことはなく、先住民と争うこともなかった。4色の平民の祖先たちは助け合い、つましいながらも幸せに暮らしていた。

しかしある日、平穏な村に驚くべき訪問者が現れた。白い大きな蛇の化け物がやってきたのである。村人たちの体格は、『白雪姫』の7人のこびとのように小柄で丸い。大蛇にたやすくひと飲みにされてしまう。

「く、食われる～！」

村人たちは恐れおののき腰を抜かした。

だがこの化け物、からだはでかいが、愛想がよく物腰穏やかであった。おまけに気前もよく、めずらしい異国の品々を惜しげもなく配りはじめた。最初はおそるおそる遠目に眺めていた村人たちも次第に気を許し、ついには「いっしょに暮らそう」と新

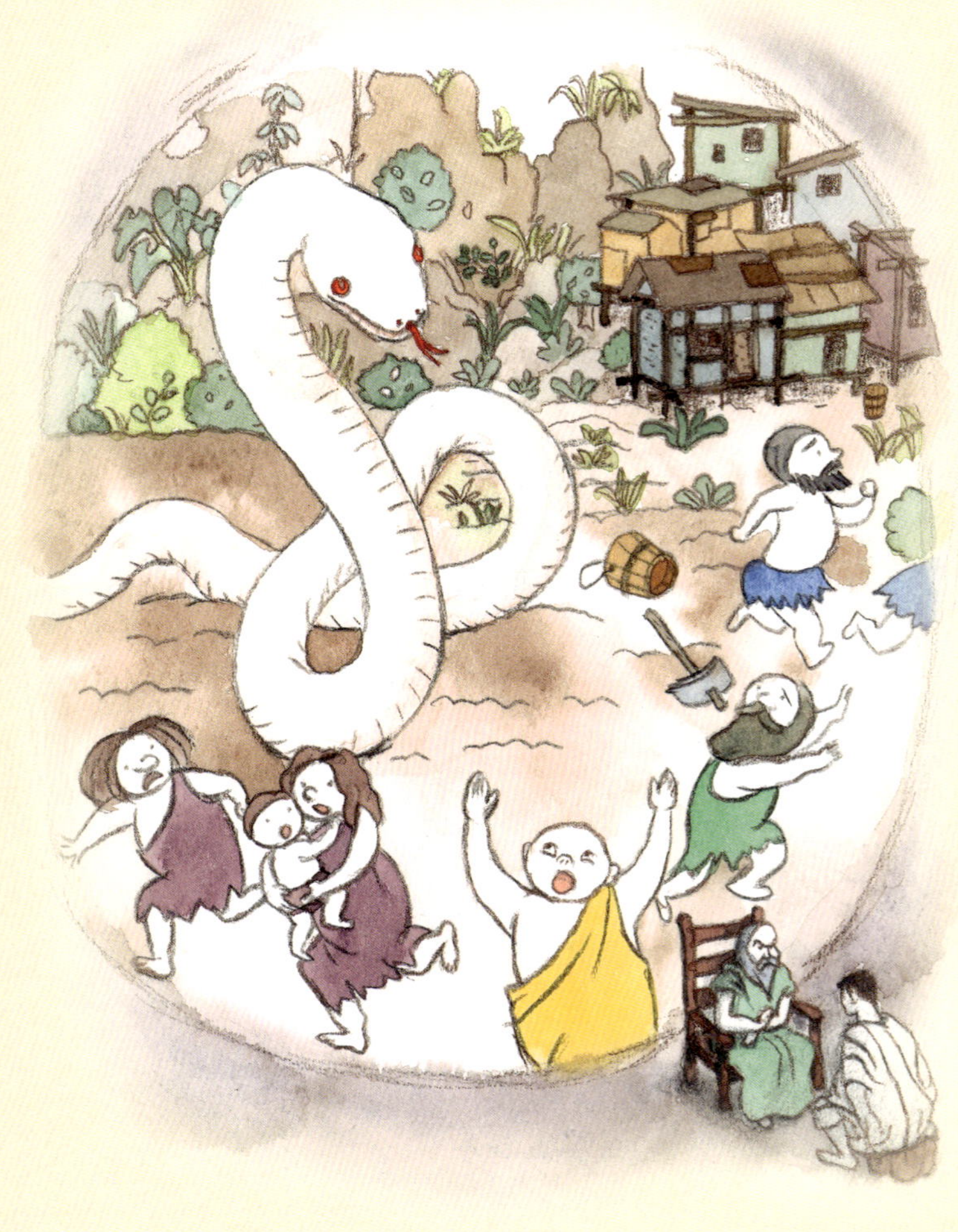

しい住人として迎え入れたのである。

大蛇の姿をした移住者には、オレンジ色の衣が与えられた。この「オレンジの一族」の祖先を迎え入れたばかりに、村は大きく変わることになる。

オレンジの一族はじつは善良とはほど遠く、狡猾《こうかつ》な裏の顔をもっていた。村人の信用を得るかたわら、彼らを油断させ、まんまと好まれざる者たちを招き入れたのだ。その者たちこそ、今や公国の支配者となっている赤い衣の一族「レッドコンプレックス」である。

ポルフィロモナス・ジンジバリス家、トレポネーマ・デンティコラ家、タネレラ・フォーサイシア家の3家から成るレッドコンプレックスは、その強大な武力で幾多《いくた》の国や村を次々と征服していた。オレンジの一族はレッドコンプレックスの忠実な家来として、侵略の手引き役となっていたのである。

こうして、公国はひと握りの貴族階級に支配され、人々は不平等な身分制社会で暮らすことになった。

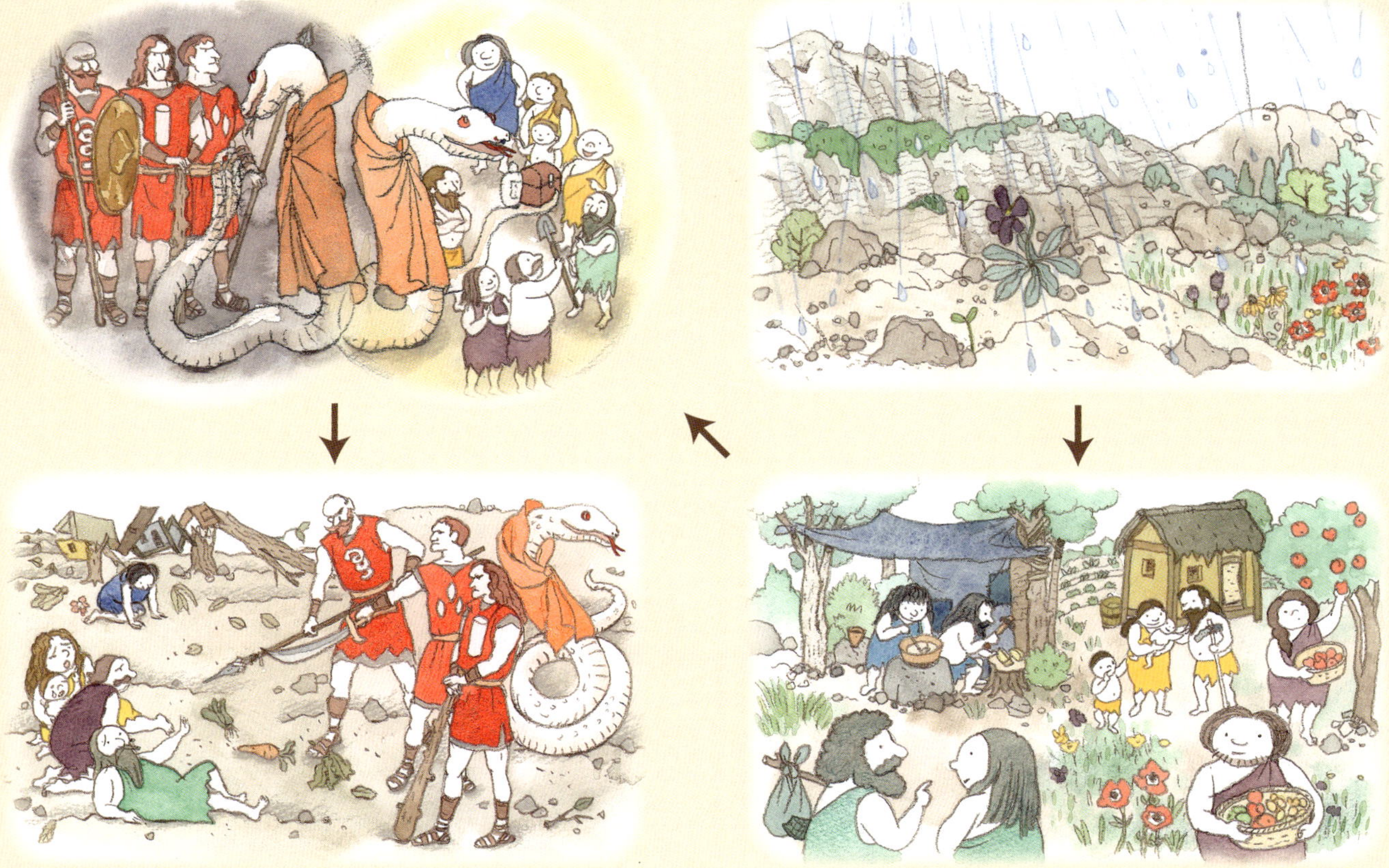

解説　最初に善玉菌、それから悪玉菌が住みつく。

バイオフィルムが形成されるとき、まず唾液（物語では雨）中のたんぱく質が歯面に吸着して、「ペリクル」という膜を形成します。

ペリクルは唾液中の善玉球菌と結合することができるので、歯の表面に善玉菌（善良な民）が集まりはじめます。その善玉菌の上にまた別の善玉菌、あるいは日和見菌が付着し、バイオフィルムは成長していきます。

やがて、「フソバクテリウム」という長くて大きな菌（これがオレンジの一族。物語ではその形状から大きな蛇にたとえられています）がバイオフィルムに定着します。細菌種の仲を取りもつ仲介役であるこの菌は、たくさんの種類の菌と結合できます。善玉菌だけでなく、悪玉の歯周病菌（レッドコンプレックス）とも強く結合し、バイオフィルムに歯周病菌を定着させます。

さらに、フソバクテリウムは他の菌の栄養となる物質を分泌します。この菌によって、バイオフィルムの病原性が高まり、歯周病を起こすようになっていくのです。

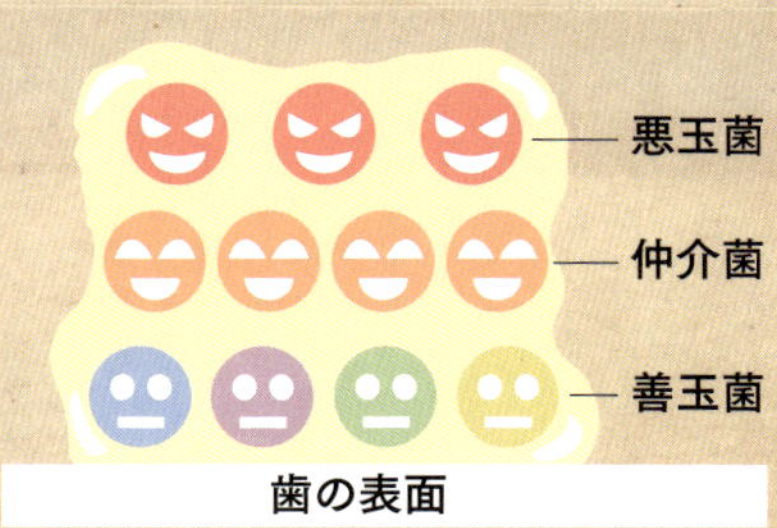

第6話

滅ぶ国、栄える国

旅人が出会った移住者は、故国を捨てこの国に逃げてきたという。彼の故郷を襲った災害とは？

バイオフィルムの世界の住民にとって、巨大生命体の血液に含まれる鉄は、何物にも代えがたい栄養分だ。絶えることなく鉄が採掘される公国は、今日も交易で栄えている。

　民主主義のない身分制国家であっても、公国に住むことは近隣国の住民にとってあこがれである。鉄の交易のために公国を訪れた者のなかには、そのまま住みついてしまう者も少なくない。

　少し前、酒場で偶然知り合った男も他国からの移住者だった。彼の住んでいた国は、公国とは大違いの悪夢のような土地だったという。

　その国のはじまりは、草も生えない岩地に降った雨だった。雨は、岩地を肥沃な大地に変え、そこにイエロー、パープル、ブルー、グリーンという4色の平民が住みついた。やがてオレンジの一族が入り込み、レッドコンプレックスという荒くれ者たちを招き入れた。ここまでは公国の誕生とまったく同じである。しかし、ここからが違った。

　レッドコンプレックスとオレンジの一族は鉄の採掘をはじめようとしたが、地面が硬くて掘ることができない。どれだけがんばっても、蚊の涙ほどの鉄も手に入れられず、彼らの体力は日に日に奪われていった。

　からだを休めるために建物を築こうとしても、毎日何度も訪れる激しい嵐(ブラッシング・ハリケーン)のために、建物は壊されてばかりで住むところもない。

　そして、やせ細ったレッドコンプレックスとオレンジの一族は、ついには嵐によってどこかに飛ばされていったのである。

　しかし試練はそれで終わりではない。いつのころからか、嵐の終わりごろの雨に変化があった。

「ガラガラ、ブクブク」と音がしたかと思うと、雨に薄い色がついていたり、(住民にとっては)ひどいにおいがしたり、時には苦い味がしたりするのだ。

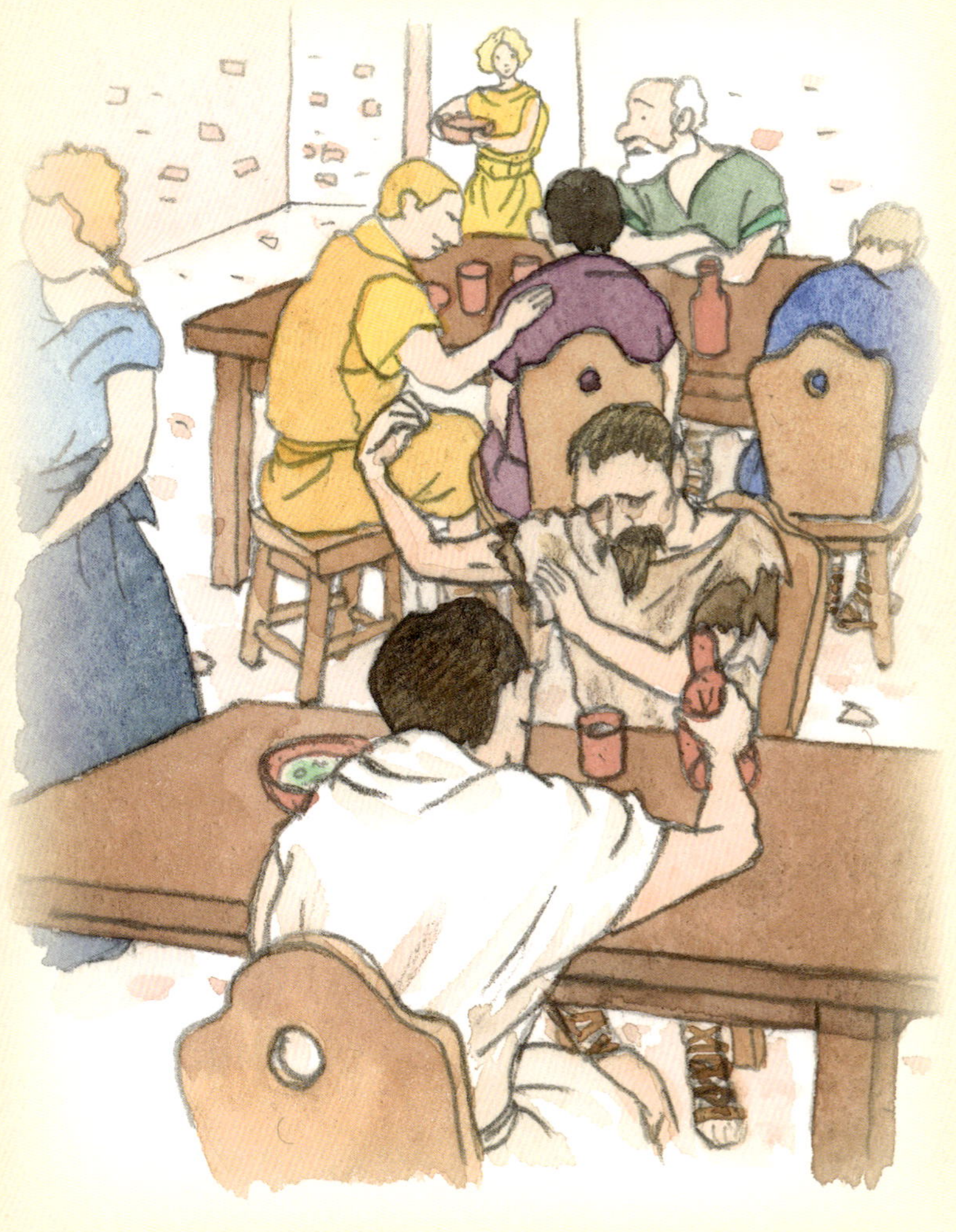

その雨に濡れた住民は、たちどころにからだじゅうがしびれて動けなくなった。なかには命を落とす者までいた。雨には毒が含まれていたのである。

鉄の採掘はできない、建物は吹き飛ばされる、毒の雨が降る。厳しい環境に多くの者が倒れ、荒れはてた土地には、わずかな住民が食うや食わずの暮らしをしている。移住者はそんな国からやってきたという。

バイオフィルム公国の住民は、嵐が来ても毒の雨が降っても、立派な城壁と頑丈な建物に守られている。そのうえ、毎日たっぷりと鉄を食べて栄養十分な健康体なので、少々の毒などものともしない。

レッドコンプレックスに支配され、不平等な身分制社会で暮らしているが、強力な支配階級あってこその平民なのだ。この国に住む者はそのことをよくわかっているから、低い身分でも不満は言わない。

移住者がしみじみとつぶやいた。「レッドコンプレックスがいない国には住めない」と。

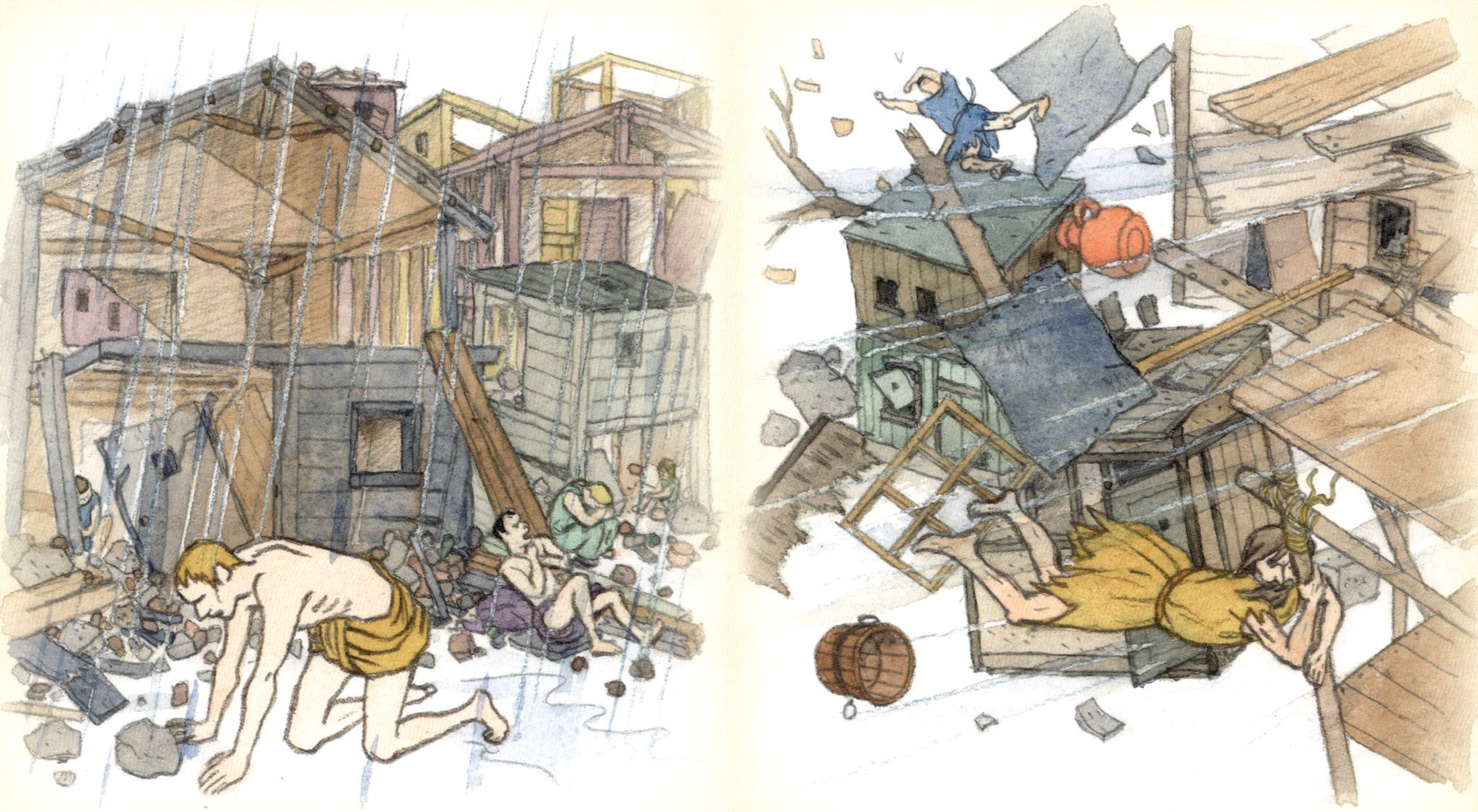

解説　お口が変われば、細菌事情も変わる。

旅人が知り合った移住者は、バイオフィルム公国があるお口とは別のお口からやってきた細菌です。そのお口の持ち主である巨大生命体は、1日何回もていねいに歯みがきをしてお口を清潔に保っていますので、歯ぐき（地面）はひきしまり、細菌の炎症による出血もありません。

それゆえ、お口のなかにいる歯周病菌（レッドコンプレックス）は、栄養源である血液中の鉄を手に入れられず、力が出ません。しかも、1日に何度も歯みがきという「大嵐」に襲われるため定住できず、ついには歯ブラシで吹き飛ばされてしまいました。

おまけに、マウスウォッシュ、つまり洗口剤による「毒の雨」が、残った細菌たちを苦しめます。バイオフィルムという「城壁」（細菌の膜）がなければ、薬液は細菌たちに容赦なく浸透します。

一方、バイオフィルム公国があるお口の持ち主は、歯みがきをさぼりがちなせいで、歯周病になっています。大嵐の回数も少なく、歯ぐきからの出血により鉄も豊富に手に入るため、細菌たちの楽園状態です。

その結果、歯周病菌の病原性が上がり、バイオフィルムという城壁もどんどん頑丈に。この状態でマウスウォッシュを使っても、十分な薬液の浸透は見込めないでしょう。

第7話

進撃のレッドコンプレックス

強い力をもつレッドコンプレックス。その力は国内だけでなく国外、そしてさらに外へも向けられる。

レッドコンプレックスが今日も軍隊を編成し城壁の外に進軍していく。聞けば、侵略のための遠征だという。

侵攻先はじつに多い。近隣諸国はもちろんのこと、見渡せる地平を越え、さらには「宇宙」を越えていくこともあるそうだ。宇宙を越えてとはどういうことか?

私がこの国を訪れたのは、巨大生命体が巻き起こした強風により、口のなかに吸い込まれたせいだった。赤くやわらかい地面に降り立った私は、連なる白い巨岩に沿って進み、巨岩を囲む深い峡谷のなかへと分け入り、やがて公国にたどり着いた。

彼らの意味する「宇宙」とは、私が吸い込まれる前に居た世界、つまり巨大生命体の外の世界のことである。私は偶然に外界からやってきたが、レッドコンプレックスの軍隊は偶然を待たずとも、確実に外界に出られる手立てをもっている。

公国の城壁の外には「唾液」と呼ばれるねっとりとした水がゆっくりと流れている。軍隊はこの唾液の流れに乗って、近隣や地平のかなたの国々に侵攻する。

それだけではない。唾液に乗った軍隊は、機会を見て唾液とともに他の巨大生命体の口のなかへと侵入するのだ。巨大生命体の社会では、愛情表現のために唾液交換の儀式が行われる。この儀式を利用してレッドコンプレックスの軍隊は侵攻を果たす。また、巨大生命体の食事習慣においても、図らずして唾液交換が行われることもあるそうだ。

侵攻先には、あらかじめ手引き役としてオレンジの一族が送り込まれている(第5話)。儀式に紛れて巨大生命体への侵入を果たすやいなや、軍隊はその口のなかに存在する細菌たちの国々へと向かう。

そして唾液から飛び出し、住民を激しく攻撃して国を制圧。間髪おかず住民の栄養源である鉄を独占し、

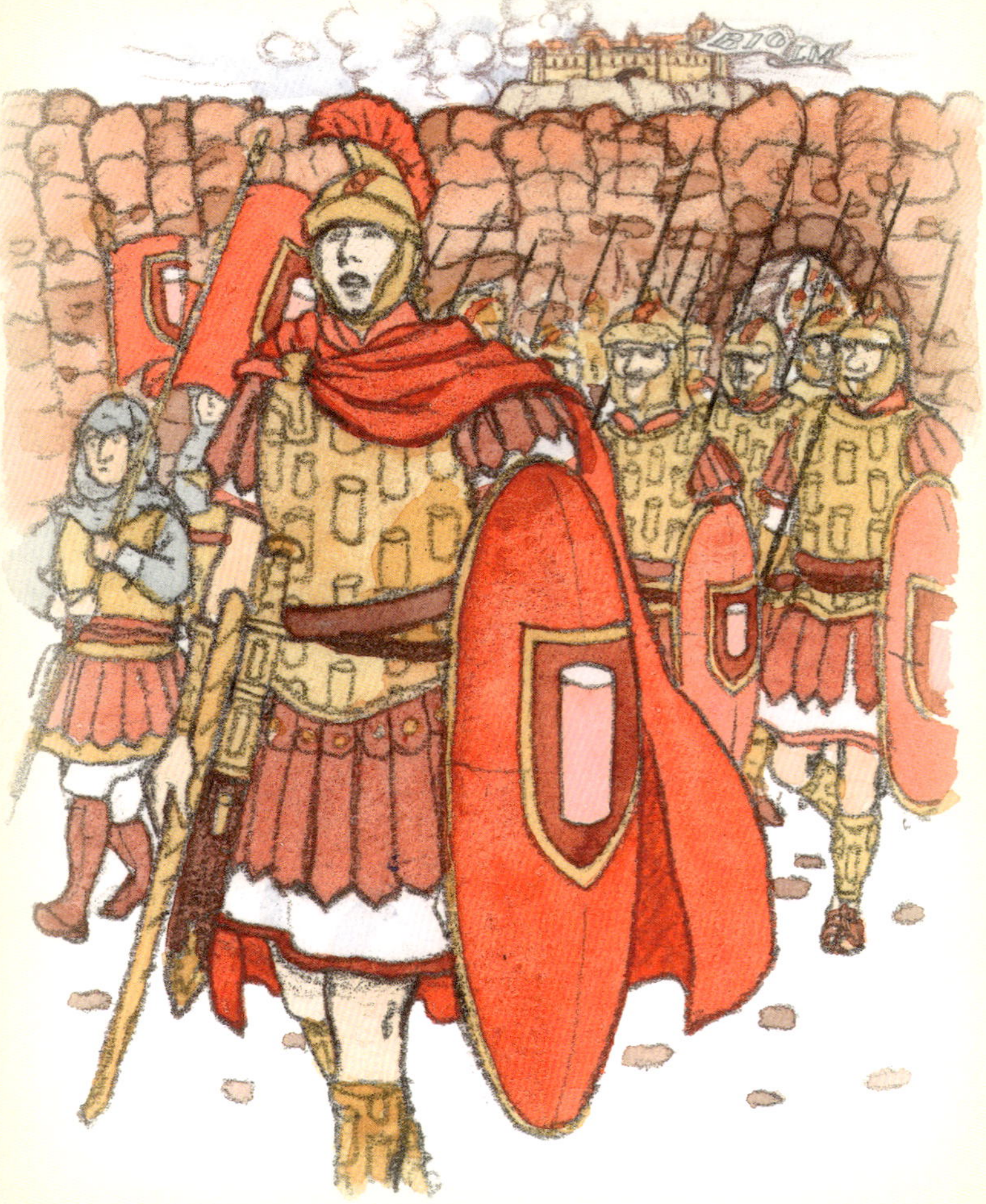

食糧面からも支配を確固たるものとする。

巨大生命体がこの世に生を受けて以来、レッドコンプレックスは侵略を続け、いまではまさに全宇宙を支配しようとしている。いま私がいるこのバイオフィルム公国の誕生も、元はといえば「宇宙」、つまりこの巨大生命体の外からのレッドコンプレックスの侵略に端を発している。彼らはこれからも壮大な侵略を続けるだろう。

とはいえ、いつも侵略が成功するわけではない。巨大生命体によっては、歯ぐきがひきしまっていて採掘ができず、血液から鉄を得られないことがある。

そのような場合、侵攻したとしても兵糧が調達できず軍は瓦解。くわえて、そうした巨大生命体につきものの頻繁なブラッシング・ハリケーンにより、やせ細った兵士たちは吹き飛ばされていくのである。

レッドコンプレックスの侵略を許すかどうかは、巨大生命体次第なのだ。

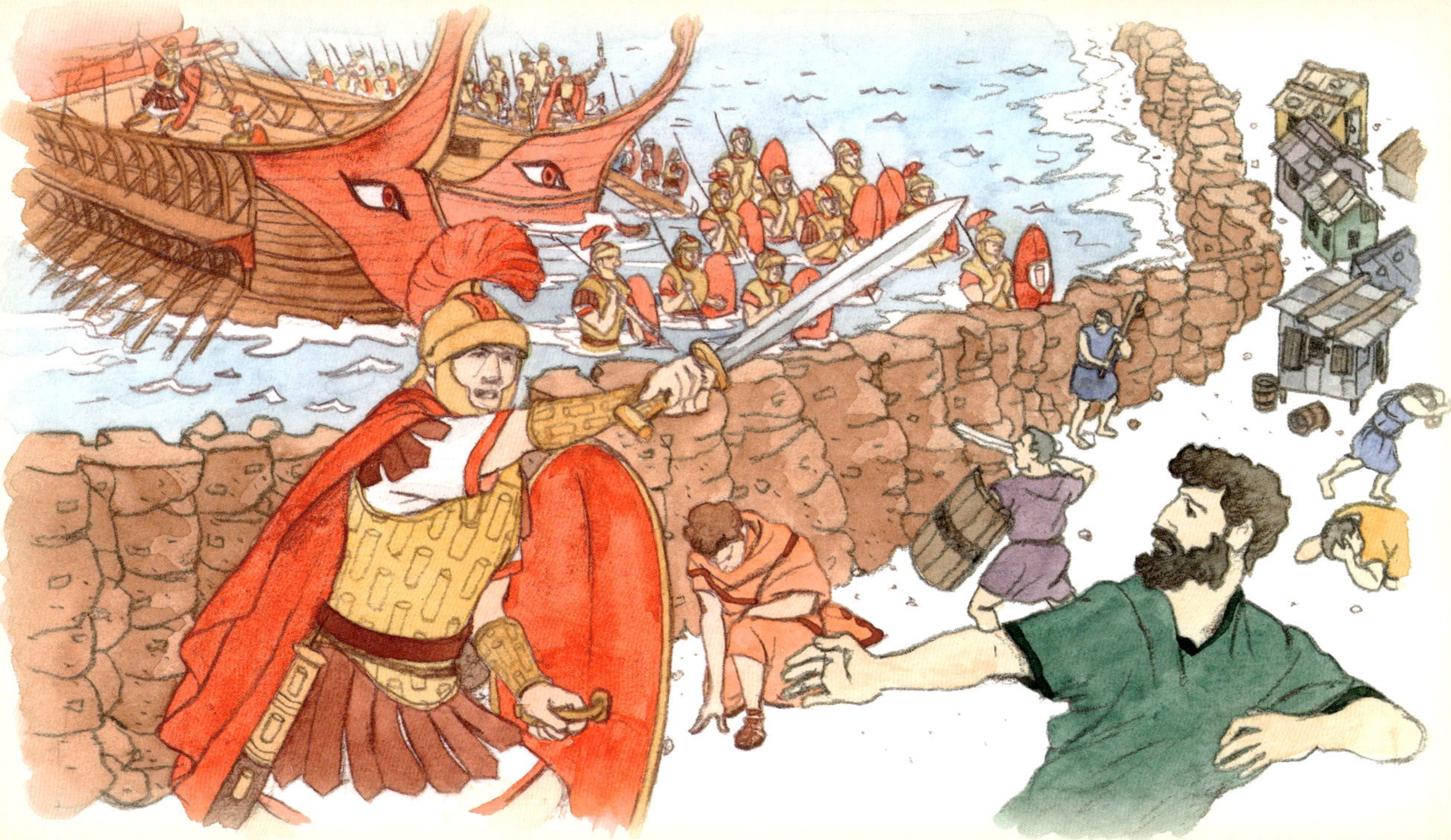

解説　人から人へと唾液を介して広がる歯周病。

歯周病は、歯周病菌がいる人の唾液が他の人のお口のなかに入ることで感染します。この話のように、レッドコンプレックス(歯周病菌のうち病原性が強いもの)が他の人のお口に侵入し、広まっていくのです。

米国では、歯周病菌の感染は、パートナーとのキスが原因といわれています。ですから、私は歯科大の学生への講義では、「異性とお付き合いをはじめる前には、お互いの口腔細菌を検査しましょう。検査結果が出るまでは、デートにはサランラップを持参して感染を防ぎましょう」と話しています(もちろんジョークですが)。

くわえて、アジア特有の食事習慣も、歯周病菌の感染を増やしやすい傾向があります。それは、唾液が付着した食べ物や食具による感染です。宴会や会食でよく見られますが、自分の唾液がついている箸で大皿料理を分け合う直箸《じかばし》の習慣は、不特定多数の人の唾液が混ざり合う状態ですので、じつは歯周病予防にはよろしくないのです。

ちなみに、ギネスブックには「歯周病は人類史上最大の感染症」と記されています。ですが、もっとも強力な歯周病菌であるポルフィロモナス・ジンジバリスは、18歳以降の人にしか感染しません。18歳未満に感染しない理由はまだ不明ですが、不思議ですね。

第8話

橙《とう》衣《い》の宰相 オレンジの一族

平民とレッドコンプレックスの中間に位置するオレンジの一族。大蛇を祖先にもつ彼らの素顔とは？

先に述べたように、レッドコンプレックスの侵略により、名もなき平穏な村がバイオフィルム公国へと変貌した。この侵略を手引きしたのがオレンジの一族の祖先だ。

レッドコンプレックスの支配がはじまった当初、住民は激しい敵意を燃やし、内戦の勃発は避けられない状況であった。しかし、レッドコンプレックスの忠実な参謀であるオレンジの一族の手練手管によって、住民は懐柔され、今ではレッドコンプレックスの支配を庇護と感じる従順な国民となっている。さて、そのオレンジの一族とは、どのような者たちなのだろうか？

地主階級に属するオレンジの一族は、レッドコンプレックスと平民のあいだの調整役で、鉄の流通を取り仕切る。一族の長はひときわあざやかなオレンジ色の衣をまとい、「橙衣《とうい》の宰相」と呼ばれている。

宰相とは国の政《まつりごと》を担う大事な役目。だが私には、「古今東西、ジャポンの田沼意次や柳沢吉保、間部《まなべ》詮房《あきふさ》のように、宰相というのは悪に決まっている」という印象があった。私は自分の考えが正しいか確認しようと、街に出てオレンジの一族について聞いてまわった。

街の長老によると、オレンジの一族は「フソバクテリウム家」という歴史ある由緒正しき血統が束ねている。同家の祖先は、悪臭の毒を吐く白い大蛇だったそうだ。

かつてダ・イベン公国で彼らが猛威を振るったことがあった。その毒は、直線太チューブ地方に腫瘍を生み出しかねないだけでなく、巨大生命体の認知機能を脅かすこともあるという（ダ・イベン公国は巨大生命体の体内にある国で、バイオフィルム公国よりずっと奥深くの直線太チューブ地方に位置する）。

大蛇を祖先にもつフソバクテリウム家こと、オレンジの一族——恐ろしい者たちのようだが、その長である宰相の評判は意外なものだった。

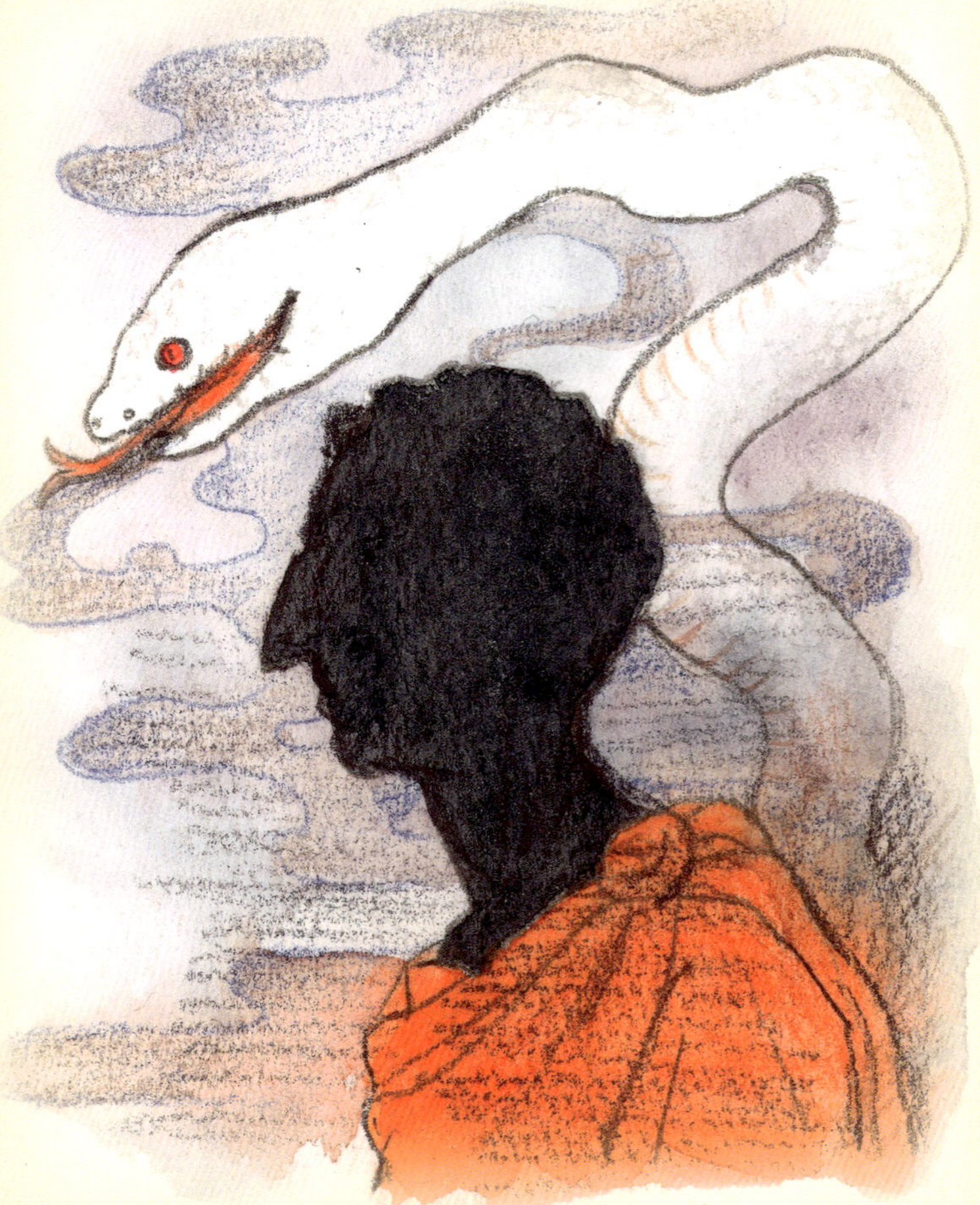

買い物帰りの女性は「そりゃ最初はびっくりしたわよ、見上げるような大男だもの。でもやさしくってさ、子どもたちと手をつないで遊んでくれるのよ」

採掘帰りの男は「気前のいいおかたさ。掘りたての鉄をこっそりわけてくれるよ」。酒場のオヤジなんかはべた褒めだ。「愛想がよくて穏やかで、支払いっぷりが男前！　それにさ、めずらしい食べ物を差し入れてくれるんだ」

平民にはずいぶんな人気である。じつはレッドコンプレックスが居ないところでは、宰相をはじめオレンジの一族は至って好人物なのだ。

その反面、これはある兵士より聞いた話だが、城内においてはレッドコンプレックスの強面な補佐役らしい。公国の内政、外交、そして侵略にと八面六臂《はちめんろっぴ》の大活躍。国のためなら汚れ役もいとわない。

悪臭の毒を放ち政敵暗殺、反乱分子の弾圧、外敵攻撃の首謀者として尽くしきる。誠に忠実。私の宰相へのイメージは大きく変わった。

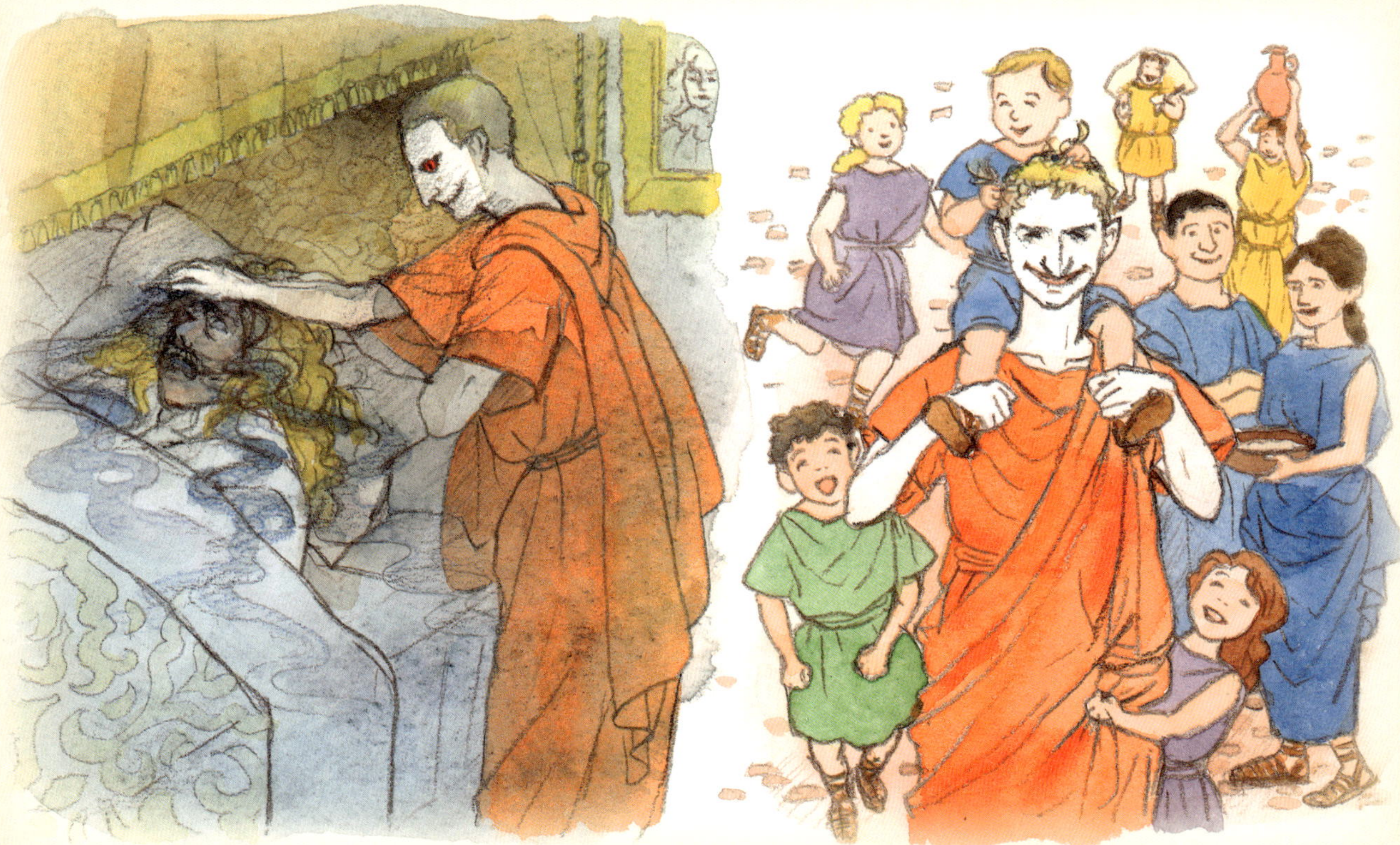

解説　バイオフィルムの陰の立役者、フソバクテリウム。

オレンジの一族とは、棒状の細長い桿菌《かんきん》である「フソバクテリウム」のことです。彼らは、いろいろな細菌と強くくっつく「共凝集《きょうぎょうしゅう》」という性質をもち、バイオフィルムの核を形成します。

この菌は、バイオフィルム内の細菌間の物理的な結びつきを強める仲介菌であるとともに、新しい菌をバイオフィルムの仲間にくわえ、菌叢《きんそう》を複雑に成熟させていきます。

フソバクテリウムの分泌物は多様で、さまざまな細菌の栄養となります（歯周病菌たちが大好きな鉄も分泌します）。また、レッドコンプレックスの筆頭であるジンジバリス菌と共凝集すると、バイオフィルムの病原性を高める物質や、毒性のある酪酸《らくさん》を分泌するようになります。

細菌たちに栄養や鉄を惜しみなく与えてつながりを強化する一方、アルツハイマー型認知症や潰瘍性大腸炎、糖尿病、肥満、大腸がんの一因ともなるフソバクテリウム。その二面性はまるで「ジキルとハイド」。怖い菌です。

他の細菌とくっつくフソバクテリウム

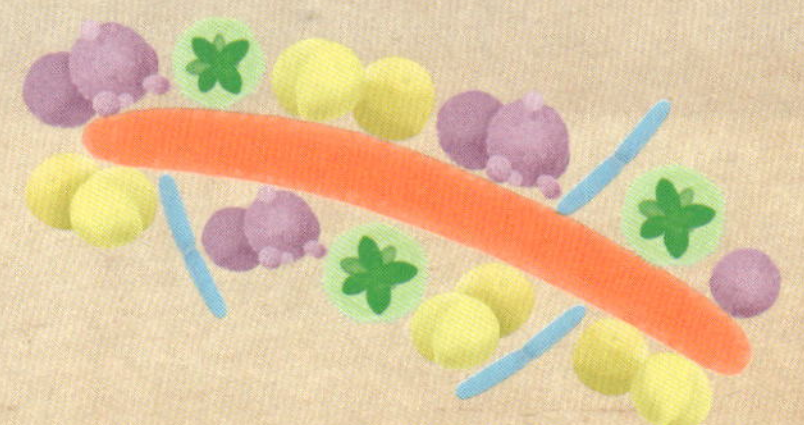

第9話

洞窟《どうくつ》の民 ミュータンス一族

峡谷の底の、巨岩の根元にある公国。その巨岩の頂き付近には、じつはもうひとつ別の国が存在する。

バイオフィルム公国からは、今日もレッドコンプレックスが率いる軍隊の出撃が続いている。地平を越え、宇宙を越え、他国の侵略に向かう。ところが驚いたことに、彼らにも支配できない場所があるそうだ。それもごく身近に。

巨大生命体の口のなかには、白い巨岩が連なっているが、巨岩には2つの世界がある。まず、白い巨岩(歯)と地面(歯ぐき)とのすき間にできたV字谷の世界(歯周ポケット)。ここには「峡谷の民」と呼ばれる者たちが暮らす。公国の住民たちも峡谷の民に属する。支配階級であるレッドコンプレックスは、この峡谷内での領土拡張を目論《もくろ》んでいる。

一方、地面からそびえ立つ巨岩の峰には別の国があり、「洞窟《どうくつ》の民」と呼ばれる者たちが暮らしている。彼らは、最初は巨岩の頂きに広がる平原に住んでいたのだが、いつの間にか巨岩に穴を掘って、そのなかで暮らすようになった。

勇猛なレッドコンプレックスの軍隊であるが、洞窟の民には決して手を出さない。これにはわけがある。レッドコンプレックスは、峡谷の外の自然環境が苦手なのである。

巨大生命体の口のなかには、毎日大量の食べ物が流れ込んでくる。そのたびに巨岩には酸素を含んだ風が吹きつけるし、肉や穀類などの酸性食品のせいで、巨岩が溶けるほどに酸っぱい液が岩肌を覆う。

峡谷とは大違いだ。峡谷のなかは、風は吹かず酸素は薄い。大量の食べ物が流れ込むこともない。峡谷の民は酸素を吸わず、酸っぱい味も大嫌いである。だからレッドコンプレックスは、峡谷の外にある巨岩の表面を支配したいとは思わないのだ。

峡谷の民、つまり公国の住民に洞窟の民について聞いてみた。酸素を吸い、酸っぱい味を好む洞窟の民は峡谷へは近寄らないから、直接会って話したことはないそうだ。しかしうわさによると、彼らはずいぶんと恵まれた暮らしをしているらしい。

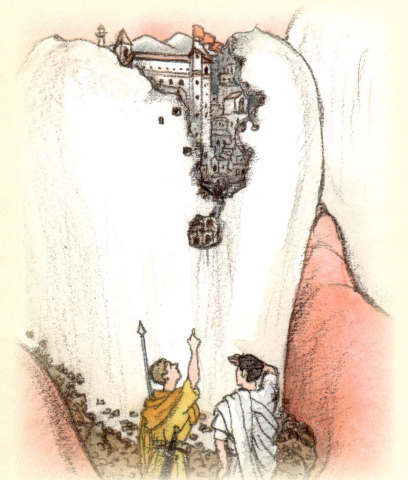

洞窟の民は鉄の採掘などしなくても、巨大生命体のほうから毎日たっぷりと食べ物が送られてくる。なんとも楽な生活だ。

洞窟の民の王様はストレプトコッカス・ミュータンスという名前で、岩を溶かして穴を掘る達人だ。楽な生活のせいで頭脳が退化したのか、時にミュータンス一族は穴を掘りすぎて巨岩を砕いてしまうことがある。巨岩が崩れると洞窟の民はすみかを失うのだが、それに気づく知恵はないらしい。

また時折、砂糖と呼ばれる甘い食べ物が流れてくることがある。ミュータンス一族は甘いものに目がない。たっぷりと砂糖を食べて栄養をつけては、後先考えず穴掘りにせっせと精を出すのである。

面白いことに、ミュータンス一族もブラッシング・ハリケーンが苦手だ。激しい嵐が来ると、掘った穴に隠れられないかぎりは、巨岩の表面から吹き飛ばされてしまう。洞窟の民のイタズラを許すかどうかも、巨大生命体次第なのだ。

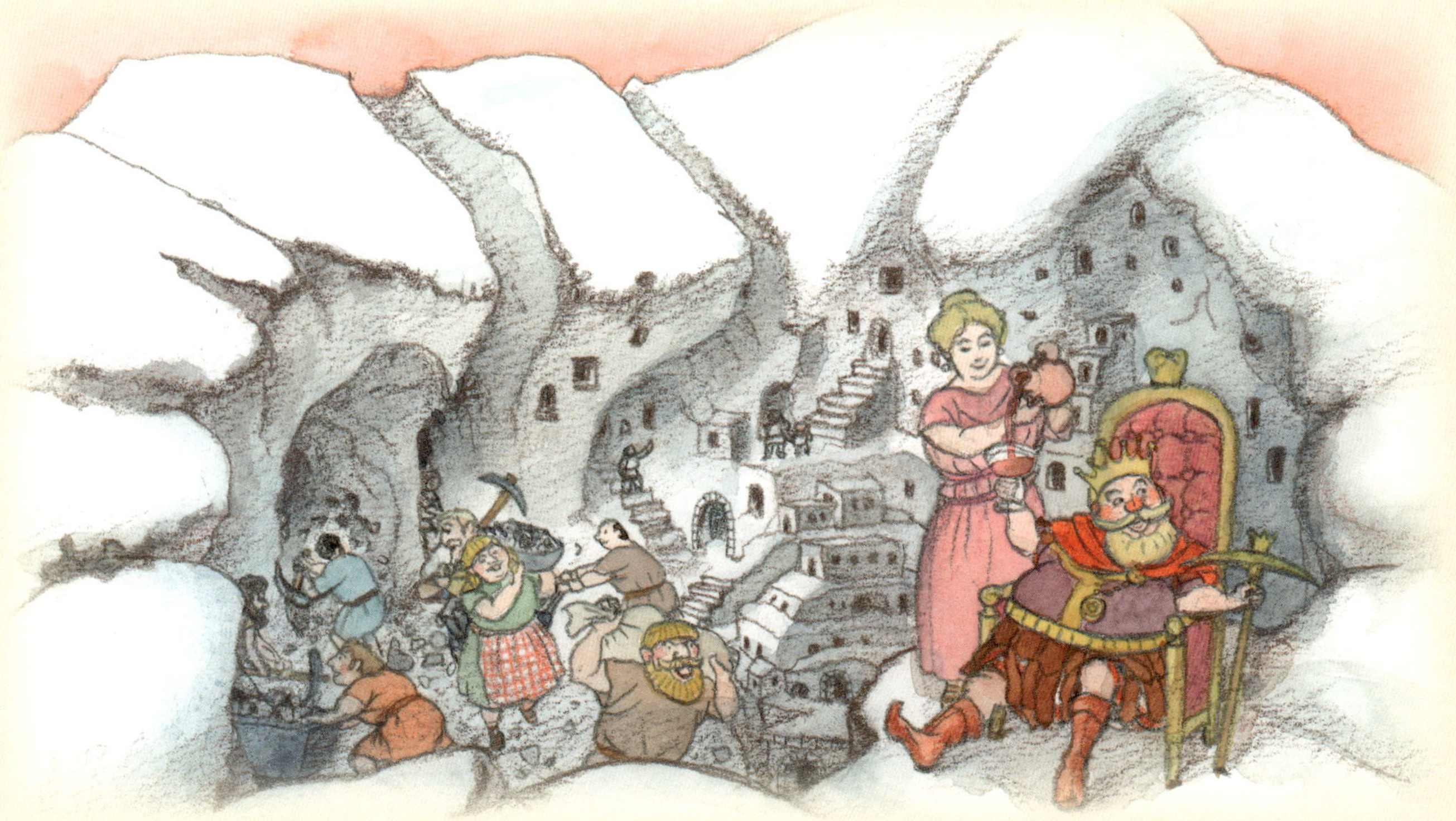

解説　歯周病菌とむし歯菌は生息域が異なる。

「ミュータンス一族」とは、むし歯菌の代表格である「ミュータンス菌」のことです。彼らは砂糖を取り込んで、強い酸を出し、歯を溶かしてむし歯を引き起こします。

バイオフィルム公国は、断面図で見ると、歯ぐきの縁《ふち》より下の歯周ポケット（峡谷）のなかに存在します。一方、ミュータンス一族の国は、歯ぐきの縁より上の歯の表面（巨岩の頂きや峰）にあります。

歯ぐきの縁より上の歯の表面は、弱酸性で空気（酸素）に触れている環境です。対して、歯ぐきの縁より下の歯周ポケットのなかは、弱アルカリ性で、空気が入りにくく酸素が薄い環境です。歯ぐきの縁を境にまったく別の環境が存在し、それぞれの環境に適した細菌が住んでいるわけです。

ミュータンス菌は歯周ポケットのなかでは生きられません。それと同じように、歯周病菌は歯周ポケットの外、歯の表面に出て行くと増殖できず、死んでしまいます。これがレッドコンプレックスが峡谷の外にある巨岩の表面を侵略しようとしない理由です。

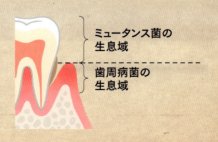

登場人物紹介

オレンジの一族

Orange Clan

由緒正しき「フソバクテリウム家」が束ねる一族。フソバクテリウム家の者は、悪臭の毒を吐き出して外敵を倒す力をもつほか、悪知恵も回り「ジキルとハイド」のような二面性を有する。住民たちは善良な表の顔にまんまとだまされているため、オレンジの一族は愛想がよく親切だとすこぶる評判がいい。

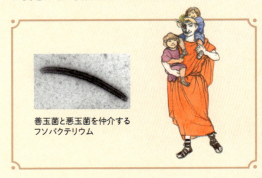

善玉菌と悪玉菌を仲介する
フソバクテリウム

ミュータンス一族

Mutans Clan

公国は巨大生命体の歯の根の表面に存在するが、その上の歯の頂きや峰部分には、「洞窟の民」と呼ばれるミュータンス一族が歯に穴を掘って暮らしている。彼らの王はストレプトコッカス・ミュータンスといい、甘いものに目がない。砂糖を食べて力をつけては、歯を溶かして穴を掘る。たまに掘りすぎて歯を砕く失敗もする。

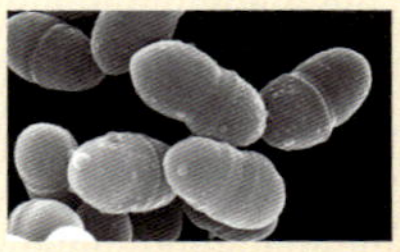

むし歯菌の代表格である
ミュータンス菌

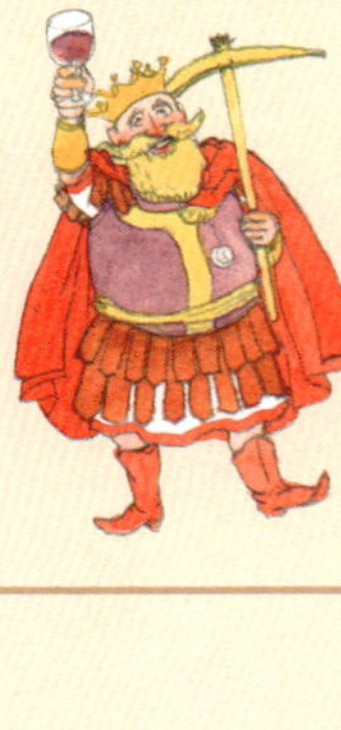

第3章

ジンジバリス家の人々

People of the Gingivalis Monarchy

第10話

旅人、君主に謁見す

公国に君臨するジンジバリス家。その牙城に足を踏み入れた旅人を待ち受けるのは、はたして……？

公国の統治者は、「レッドコンプレックス」と呼ばれる3つの貴族家系であることは何度か述べたが、なかでも隆盛を誇るのは筆頭貴族のポルフィロモナス・ジンジバリス家である。ある日、私は諸国漫遊の事情通との触れ込みで、公国の中心に位置するジンジバリス家の城に招かれることになった。

迎えの馬車に揺られ城壁をくぐると、ベルサイユ宮殿と見まがうばかりの絢爛豪華《けんらんごうか》な宮殿が威容を放っていた。両翼に広大な建造物を有する主殿のエントランスから長い回廊を経て、私は黄金色で埋め尽くされた謁見の間へと通された。

目の前の玉座には、真紅の衣装に身を包んだ人物が鎮座していた。硬いカールのかかった金髪に君主の証である冠が載っている。

「かのお方こそ、ポルフィロモナス・ジンジバリス家第33277代当主、カール314世様である」。従者の声にわれに返ると、私はあわててひざまずいた。

カール314世が静かに口を開く。

「旅の者よ、よく来た。そなたを呼んだのはほかでもない。お主には、わが一族の輝かしい歴史を諸国に伝える語り部となってほしいのだ」。

私は即座に「身にあまる光栄！」と声を上げた。

カール314世は満足げにうなずくと、懐かしむように話しはじめた。

「余の祖先は30億年前に遡《さかのぼ》る。地球とやらができて16億年後のことじゃ。恐竜の時代を経て、サルが二足歩行をはじめるところを祖先はつぶさに見ていたそうでな。やがて祖先は、巨大生命体の腸に暮らす有力貴族、バクテロイデス家の一門となった。

そして数十年前、並外れた鉄の採掘能力が認められ、『ジンジバリス（歯《し》肉《にく》に住む）・ポルフィロ（鉄の）モナス（生き物）』の爵位を得、わが一族はバクテロイデス家から独立した。ここにジンジバリス家が誕生したのじゃ」

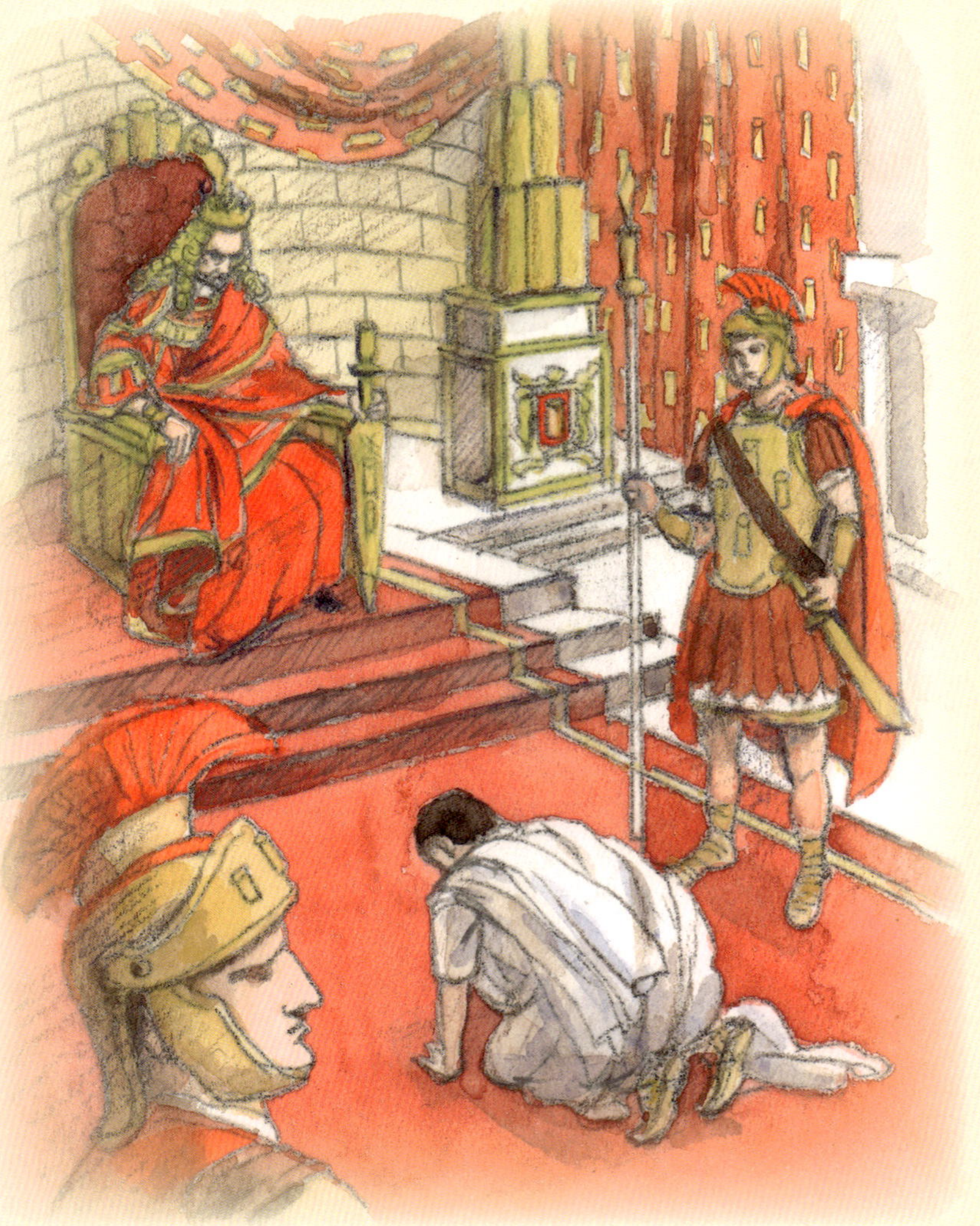

公国では、赤くやわらかい地面から、巨大生命体の血液とともに採掘される「鉄」が住民の主食となっている。しかし「ポルフィロモナス」という名自体がそれに由来しているとは……。カール314世は続けた。

「わが一族は高貴な血脈と鉄の利権を守るため、他の血で汚《けが》れる婚姻を禁じ、血縁を繋《つな》ぐ政略結婚を繰り返した。高潔なる婚姻は広大な領土と利権をもたらし、ついにわが一族はバイオフィルム界随一の名門となった。

われわれは毒素を操り、けた外れの攻撃力をもつ。この力を頼りにわが家をはじめとするレッドコンプレックスは鉄を専有し、国を治めてきた。この国の繁栄も、すべてはわが一族の成せる業《わざ》なのじゃ」

カール314世は不敵な笑みを浮かべ私に目を向けた。

「しかしわが一族の力はそれだけではないぞ。しばらくこの城にとどまり、存分にわが家の威光を目に焼きつけるがよい」

私は再びひれ伏した。

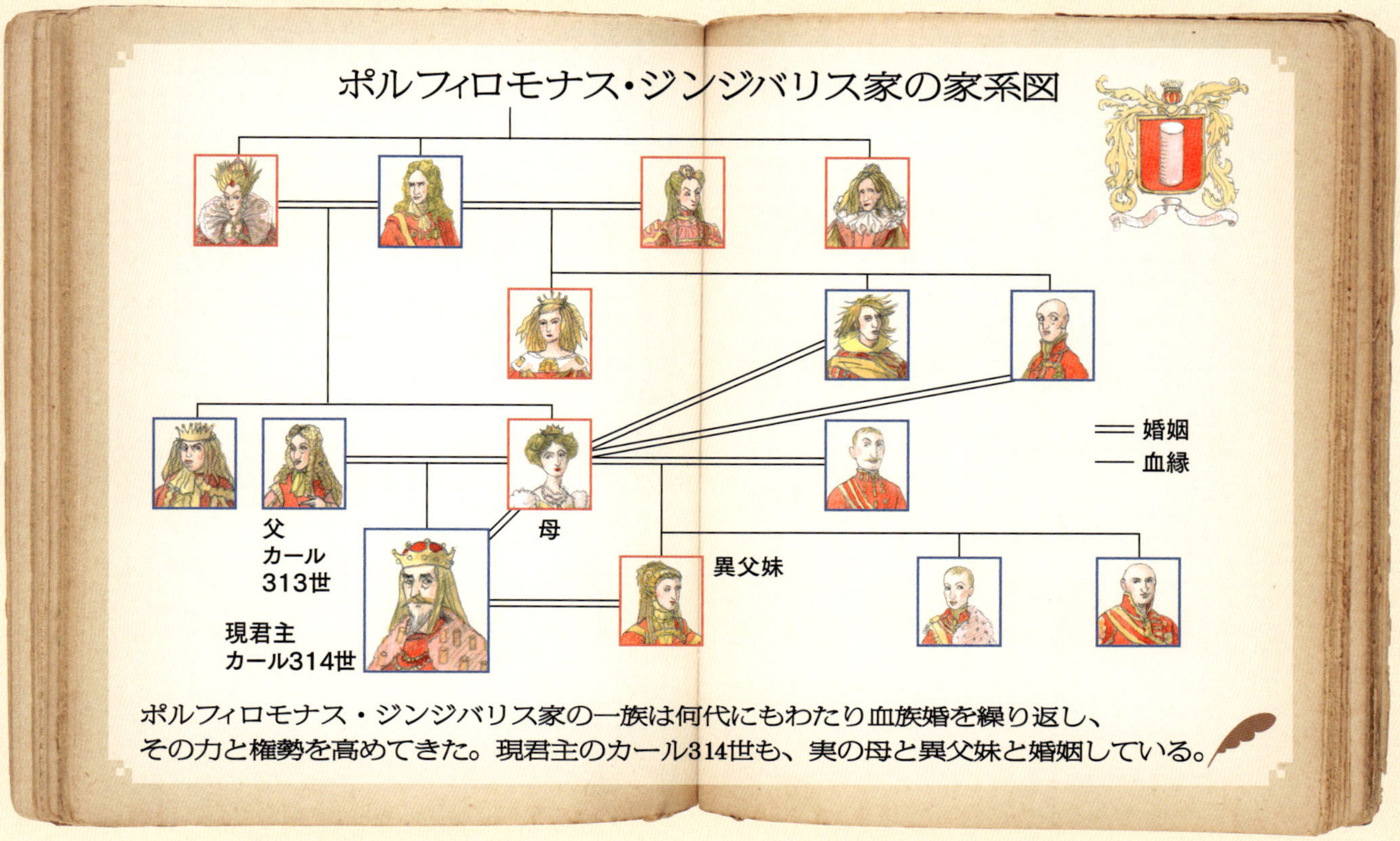

ポルフィロモナス・ジンジバリス家の一族は何代にもわたり血族婚を繰り返し、その力と権勢を高めてきた。現君主のカール314世も、実の母と異父妹と婚姻している。

解説　歯周病菌は自己増殖で性質を引き継いでいく。

この物語に何度も登場している「レッドコンプレックス」。これはとくに病原性の高い歯周病菌の総称です。そして、そのなかでももっとも病原性が高いのが「ポルフィロモナス・ジンジバリス」という菌種。

「歯肉（歯ぐき）」は英語でgingiva《ジンジバ》といいますが、gingivalis《ジンジバリス》はラテン語で「歯肉に住む菌」という意味です。当初この菌は、*Bacteroides*《バクテロイデス》 *gingivalis*と分類されていましたが、あまりに「鉄」を好む性質から、1988年にPorphyro（ポルフィリン鉄）＋monas（個体）＝*Porphyromonas*《ポルフィロモナス》という種に分類されました。

ジンジバリス菌は鉄（ヘミン鉄）を利用してエネルギー代謝を行います。ですから、血液中の赤血球に含まれる鉄は、この菌の増殖する力と病原性を大いに高めます。そのため、歯周病になって歯ぐきから血が出るほど、ジンジバリス菌は強く元気になります。

ちなみに、細菌は自分自身が2つに分かれて増殖するので「究極の血族結婚」といえます。物語中に「他の血で汚れる婚姻を禁じ、血縁を繋ぐ政略結婚を繰り返した」とあるのは、それをなぞらえています。

ジンジバリス菌の増殖スピードは鉄次第。そしてその病原性の高低も鉄次第。鉄を利用するジンジバリス菌の性質は、何代にもわたって引き継がれていきます。

第11話

ジンジバリス家の〝聖水〟

君主・カール314世の宮殿に滞在する旅人。絢爛豪華の裏に、ジンジバリス家の秘密を見た！

ポルフィロモナス・ジンジバリス家の当主、カール314世の威厳にすっかり魅せられた私は、誘われるがままにしばらく宮殿に逗《とう》留《りゅう》することにした。

カール314世の思惑は、私にジンジバリス家の富と権威を言い広めてもらうことにあるようだ。私は破格の待遇でもてなされ、贅《ぜい》を尽くした宮殿の日常を経験することになった。

壁や床は大理石造り。クリスタル製のシャンデリアが昼夜を問わず光を放ち、天井にはレッドコンプレックスを讃《たた》える勝利の女神が描かれている。貴族の居室は、金銀で縁取られたカーテン、金装飾の鏡や肖像画で彩《いろど》られている。

宮殿には臣下や召使たちも暮らしており、数百もの部屋にくわえ、礼拝堂、オペラ劇場、レストランなども備えられている。宮殿はもはやそれ自体がひとつの街である。

ジンジバリス家の威光を目のあたりにしたものの、私には頭にまとわりついて離れない疑問があった。ジンジバリス家の一族は、華美な衣装をまとってはいるが、時折、血の気のない影法師のように見えることがあるのだ。そんな彼らは、決まって礼拝堂に向かって歩いて行く。

その疑問を再び思い浮かべたころ、私はまた謁見の間に呼び出された。

カール314世が玉座より尋ねる。

「旅の者よ、わが一族の威光は骨身にしみたか？」「はい、御当主様、存分に」「余に尋ねたきことがあれば遠慮はいらん。申せ」

その言葉に、私は疑問を打ち明けた。君主はかすかに苛《いら》立《だ》ちの色を見せたが、すぐに目を見開き答えた。

「よかろう、そなたにわが家の秘密を教えよう。わが一族は、何代にもわたり血族婚を繰り返してきたことは先に話したな？　それは力と富をもたらした反面、子孫に死産や早世、病をももたらした。しかし、高貴にして勇猛なるわが一族に神は微《ほほ》笑《え》ま

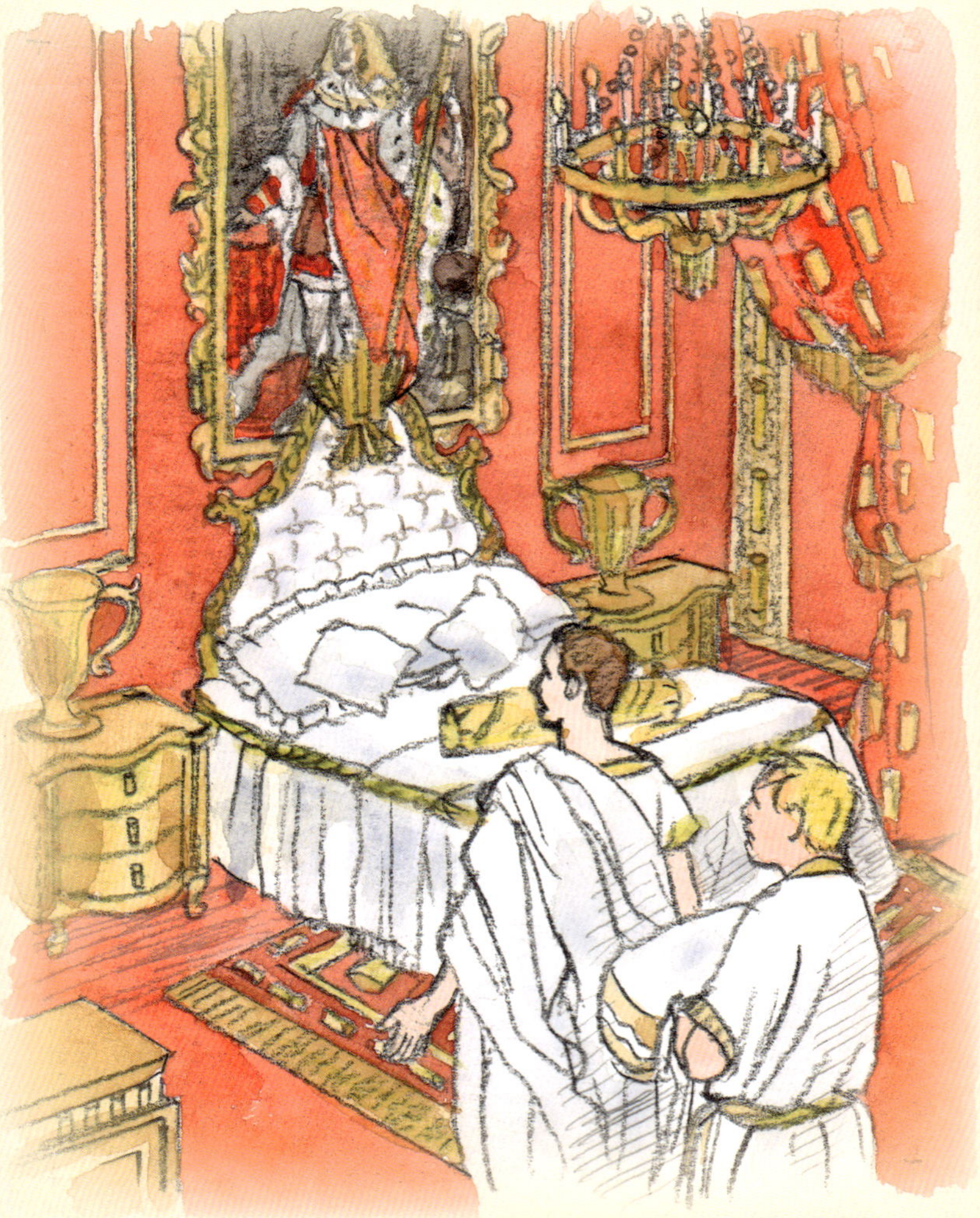

れた。神が授けられたあるものにより、われらは救われたのじゃ」

宮殿には私が入ることができない場所があった。一族のみに許された礼拝堂である。生気のない一族が礼拝堂に入ると、やがて力あふれる戦士の顔となって出てくる。

いったいなかで何が起こっているのか。私はやきもきするほどの好奇心を感じていた。そんな私の心を見透かしたようにカール314世は続けた。

「礼拝堂には、神から授かった〝聖水〟がある。城壁の外の地面(歯ぐき)を掘ると、鉄とともに地下水がわき出てくるが、この地下水こそがわれらにとっての聖水なのじゃ。

われらの力の源は鉄だけではない。聖水こそジンジバリス家のみに許された力の源。聖水により一族のひ弱なからだの代謝が上がり、全身に力がみなぎり、自在に毒を操ることができるようになるのじゃ」

そう言うと、カール314世は従者から注がれた液体——聖水を杯に受け、ひと息に飲み干すのだった。

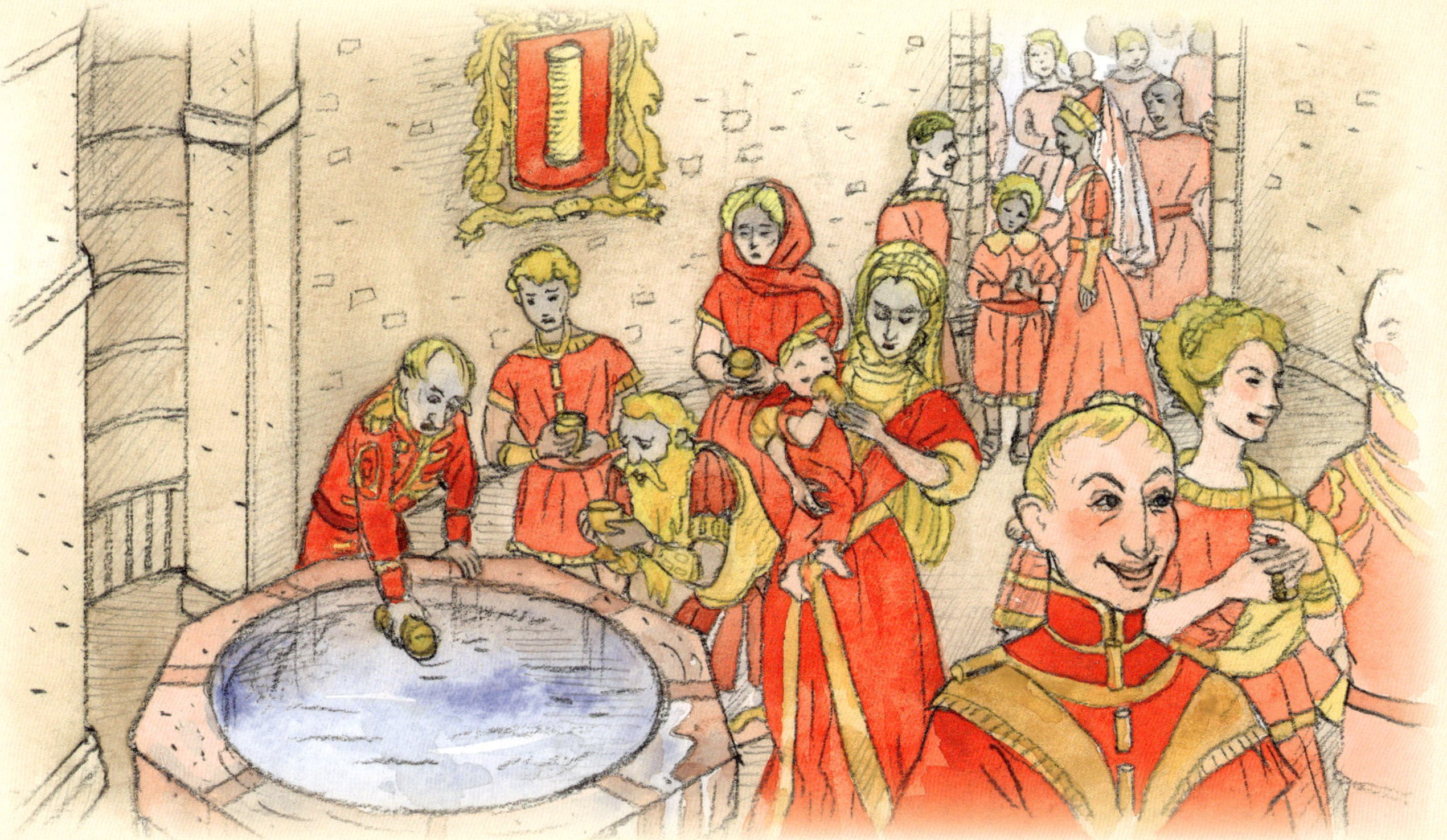

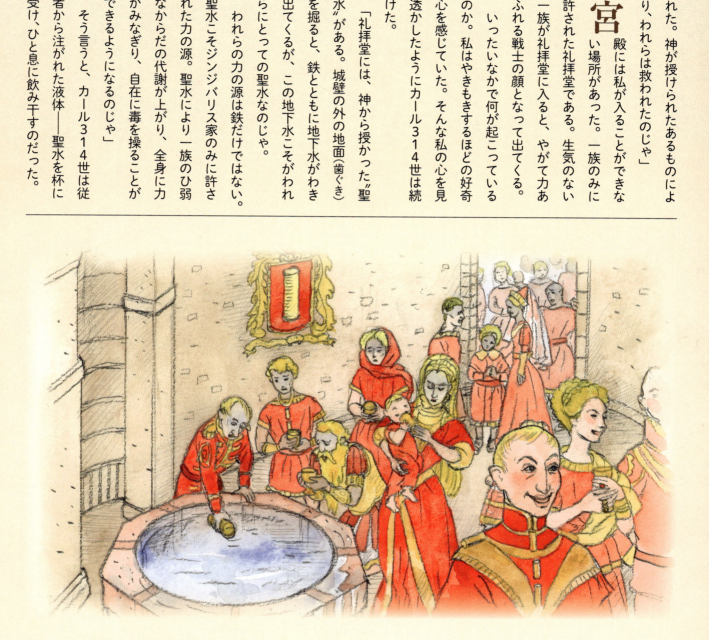

解説　血液中の鉄と血清は歯周病菌にとってのごちそう。

血液中の鉄(ヘミン鉄)は、ジンジバリス菌などの歯周病菌の栄養源となります。そのため、歯周病による歯ぐきからの出血は、歯周病菌をよりいっそう元気にさせてしまうのですが、ジンジバリス菌は、ヘミン鉄にくわえ血液中の血清(液体成分の一種)も栄養源とします。

血清中のたんぱく質は、良質のたんぱく源として細菌のからだをつくるだけでなく、ヘミン鉄をエネルギーに変える工程を助ける働きもあります。

ジンジバリス菌はどの細菌種よりも効率よく血清たんぱく質を摂取することができるため、「ヘミン鉄＋血清」の相乗効果で増殖し、病原性を高めていきます。これがジンジバリス菌が最強の歯周病菌である理由のひとつです。

血清は、ジンジバリス菌にとって神秘の霊薬、造物主から授けられた“聖水”といえるでしょう。

歯周ポケットに出血がある場合

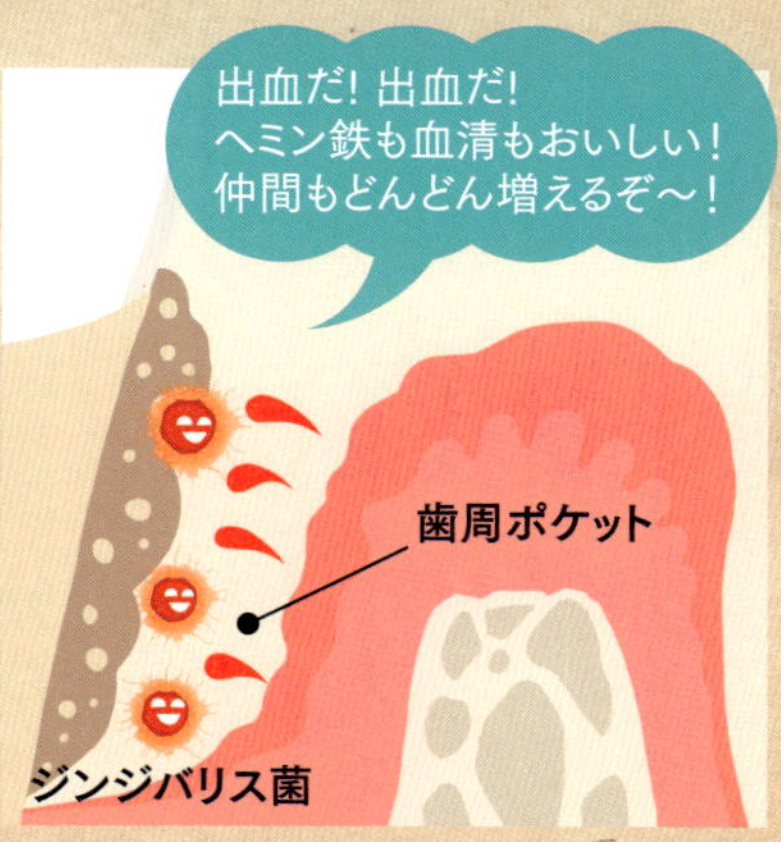
出血だ! 出血だ!
ヘミン鉄も血清もおいしい!
仲間もどんどん増えるぞ～!
歯周ポケット
ジンジバリス菌

第12話

その力、〃髪〃のみぞ知る

髪形にこだわるヒトは多いが、ジンジバリス家の者たちにとって髪は神よりの授かりものだという。

公国に来てかなりの時が経った。おかげで私の髪もずいぶん伸びた。そろそろさっぱりしたい、と城内に理髪店はないか探すと、美容院が6つ並んでいる。

なぜ1ヵ所に6つも？　不思議に思い入ろうとしたが、強面《こわもて》の衛兵に止められてしまった。どうやら、城の持ち主であるジンジバリス家の一族のみが利用できる美容院らしい。しかしなぜわざわざ6つに分かれているのだろうか？

衛兵は顔に似合わず親切で、兵士や使用人用の理髪店を紹介してくれた。店の親父に髪を切ってもらいながら、疑問を口にする（親父の口臭が鼻を刺す。この国の住民は口臭が強いが、私の鼻も慣れたものだ。我慢できる）。

親父が言うには、ジンジバリス家の一族は皆、自分のヘアスタイルに強いこだわりをもっていて、生まれたときから一生涯を通してまったく同じ髪形でいる。そういうわけで、一族が通う美容院が髪形ごとに6つあるという。

いままで観察してきたところでは、一族の髪形には、ストレート（直毛）、バンドル（束毛）、カール（巻毛）、ハード（剛毛）、バーレン（薄毛）、コットン（綿毛）の6種類がある。なるほど6つ、そういうことか。

髪形といえばもうひとつ気になることがある。歴代の当主の肖像画は、なぜか皆そろってカールヘア（巻毛）だ。これはただの偶然だろうか？

この疑問にも親父が答えてくれた。

「血族婚を続けるうち、ジンジバリス家の皆様がたは、近しい血縁に独特の髪形が現れたそうで。ずーっと前はもっと多くの髪形があったそうですが、あまりご丈夫でない血のかたは途絶え、現在は6つの血族が残っていらっしゃいます。

じつはね、ジンジバリス家のかたがたの力は髪形で決まるんです。で、そんなかでもいちばん力が強いのが、当代のご当主カール314世様のよ

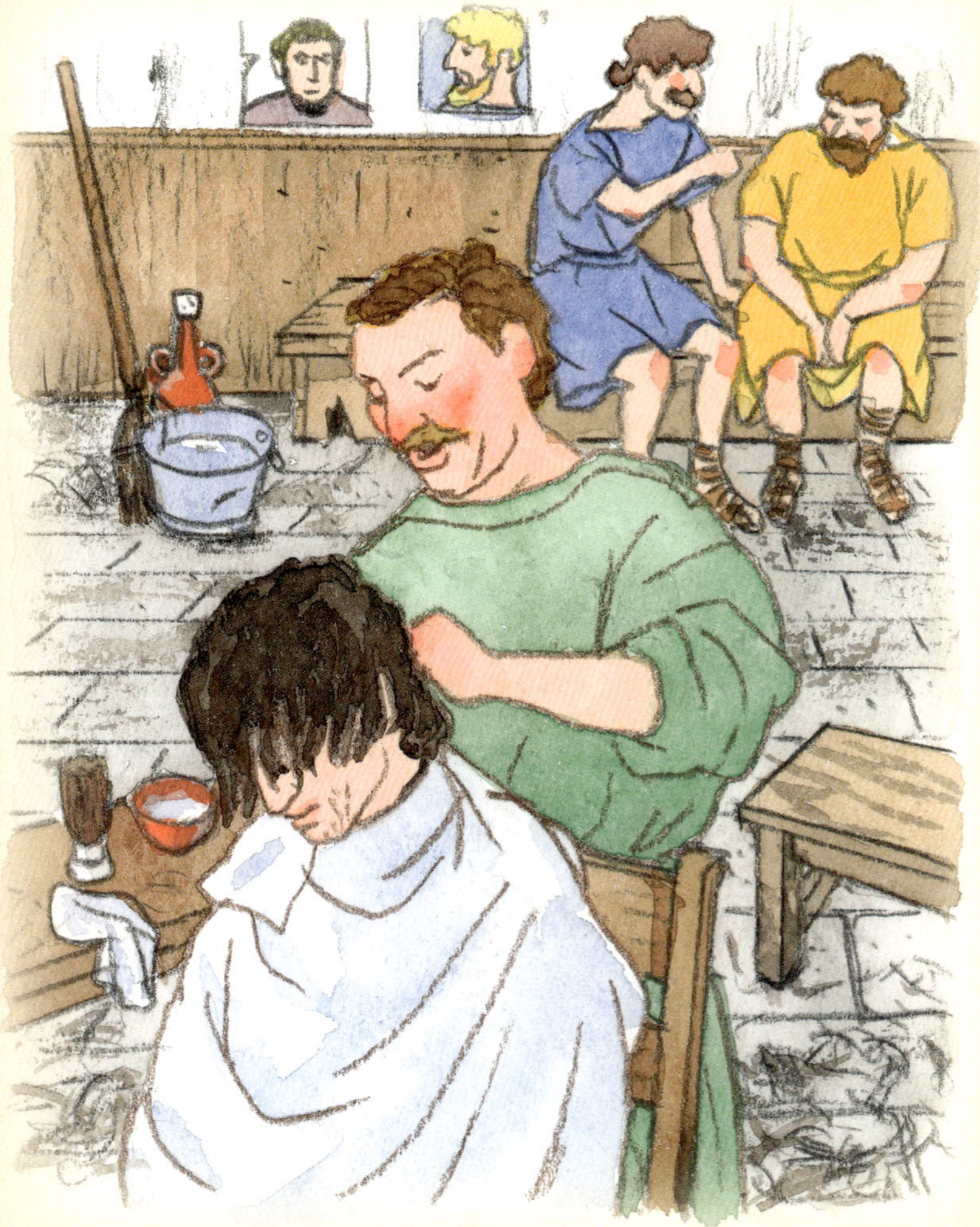

うな、カールヘアの血族のかたなんでさ」

力が髪形で決まる？　どういうことかと尋ねると、「ジンジバリス家のかたがたにとって、髪は武器であり、敵の攻撃を遮《さえぎ》る盾ともなるんです。鞭のようにしなり、鋼《はがね》のように硬いんですよ。おっかねえ話です」

理髪店を出て居室に戻る途中、さきほどのジンジバリス家御用達《ごようたし》の美容院の前を通りかかった。言われてみればなるほど、髪形によって６つの美容院には店構えに差がある。

カール用の美容院は絢爛《けんらん》華麗《かれい》で、他の店とは明らかに一線を画す。バーレン、バンドル用の店はそれよりやや豪華さが陰り、ハード、コットン用はさらに落ちる。そしてストレート用の美容院はじつに地味だ。

ジンジバリス家の一族にとって、髪形は自らの力の象徴。生まれながらにそれが決まってしまうというのはシビアな話だ。不平等が当然の公国では、ジンジバリス家の人々すらその例外ではないようだ。

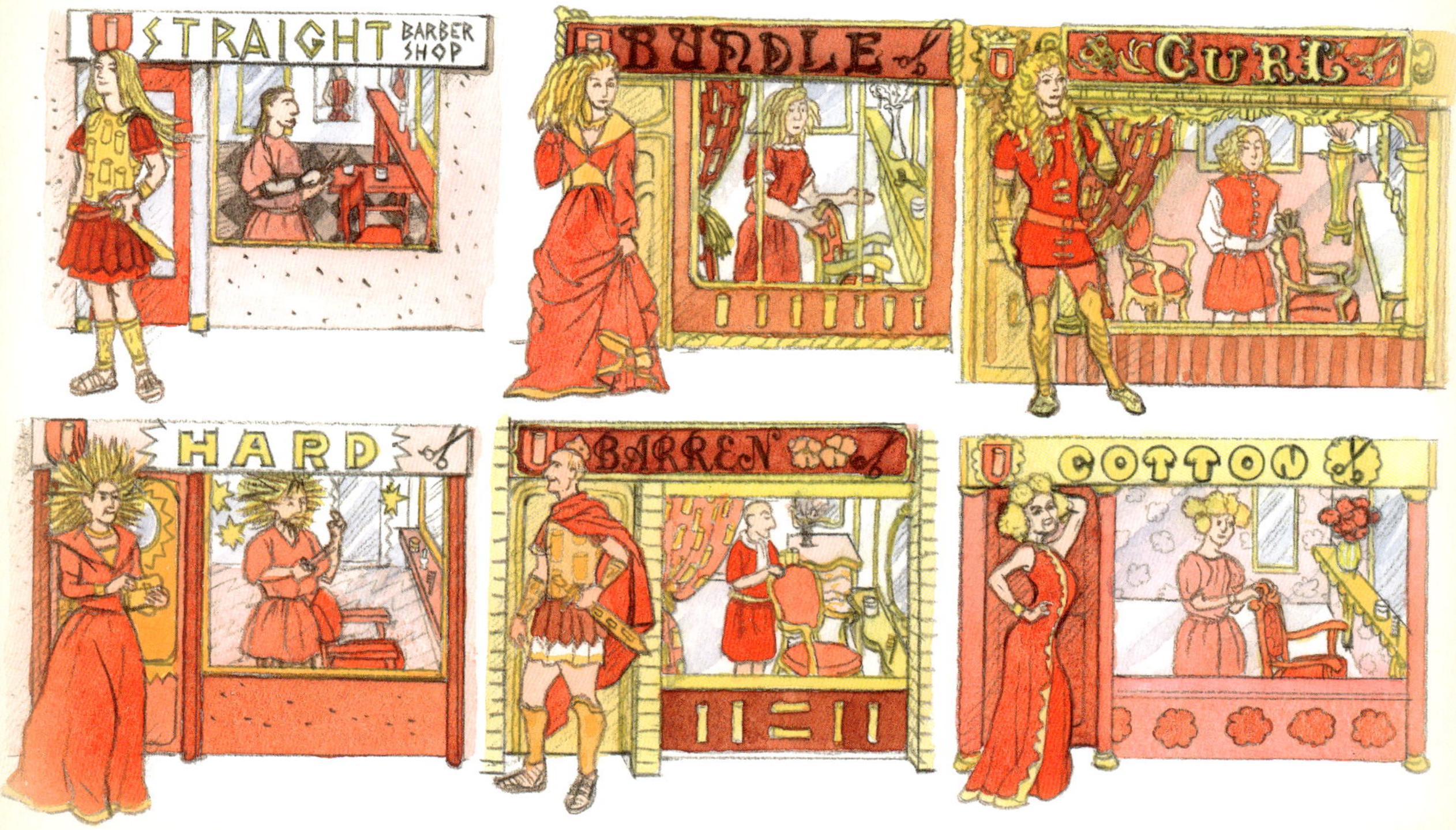

解説　線毛の型がジンジバリス菌の病原性を左右する。

細菌の表面に生えている毛状の突起は「線《せん》毛《もう》」といいます。いちばん外側に位置している線毛は、菌の手足、耳や鼻として働きます。ジンジバリス菌の線毛の遺伝子型は６つあり、それぞれ線毛の形と機能効率が異なります。

もっとも優れた線毛をもつのがII型（カール）で、いちばん劣るのがI型（ストレート）です。II型のジンジバリス菌に感染していると歯周病が発症しやすく、症状の進行も速くなります。物語中では、この線毛の型をジンジバリス一族の髪形と力の差にたとえています（上の絵と右の写真はそれぞれ対応）。

ジンジバリス菌の線毛型

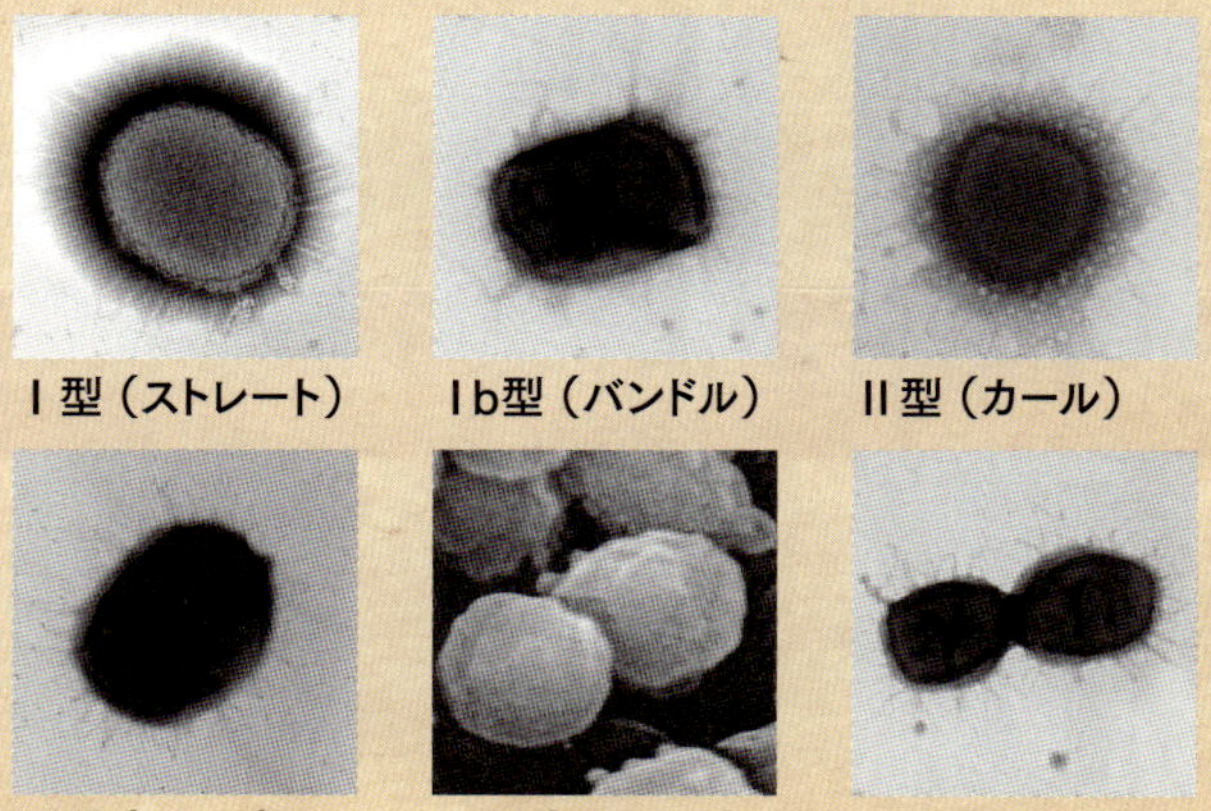

I型（ストレート）　Ib型（バンドル）　II型（カール）
III型（ハード）　IV型（バーレン）　V型（コットン）

第13話

ヘアスタイル×バトルスタイル

ジンジバリス家のなかでもっとも強い力をもつカールヘアの血族。その力は他の追随を許さない。

公国を統治するポルフィロモナス・ジンジバリス家には6つの血族があり、その力は血族ごとに特有の髪形で決まるという。

じつに面白い。じゃあ、いったいどのくらい力の差があるのか? これは城の人間しか知らないはず。

私は再び、ジンジバリス家の美容院の衛兵に声をかけた。私を見るなり「おう、あんたか。さっぱりしたね~」と強面《こわもて》だが妙に人なつっこい。私の疑問に衛兵はすぐに答えてくれた。

「髪形による力の違いは、じつは長いあいだ誰も知らなかったんだ。だって、ジンジバリス家のかた同士が戦うことなんてないからさ。ところが10年くらい前だったかな、お城の蔵でメドゥーサみたいな髪をした貴族の肖像画が見つかったんだよ。目ん玉を見開いてずいぶんこえ~顔でさ。どうやらカール314世様のご先祖って話さ」

メドゥーサといえば、蛇の髪の毛をもつ化物ではないか。聞くだけで身の毛がよだつ。

「それにな、いっしょに古文書も見つかったんだ」。衛兵は自慢気だ。古文書には6つの髪形の特徴が記してあったそうだ。

カール(巻毛)は鋼鉄のように硬く鞭のようにしなやかで、槍のように鋭い。バーレン(薄毛)は髪は少ないが、毛穴から勢いよく毒を出し、そのうえ頭突きの威力がものすごい。バンドル(束毛)は硬くて太いが、しなやかさは劣る。ハード(剛毛)は硬いがすぐ折れ、やわらかなコットン(綿毛)は守りは強いが攻めは弱い。最弱なのはストレート(直毛)で、サラサラの髪は風が吹いただけでなびいてしまう。

おまけに、どうやって計測したのかは知らないが、髪形ごとの戦闘力が数字で記されていたという。一番はやはりカールで44・44、次にバーレンが13・87、バンドルが9・21、ハードが1・96、コットンが1・4、そしてストレートが0・16。

「カールヘアの血族様は強いのなんの! まさに鬼神のようだよ」と

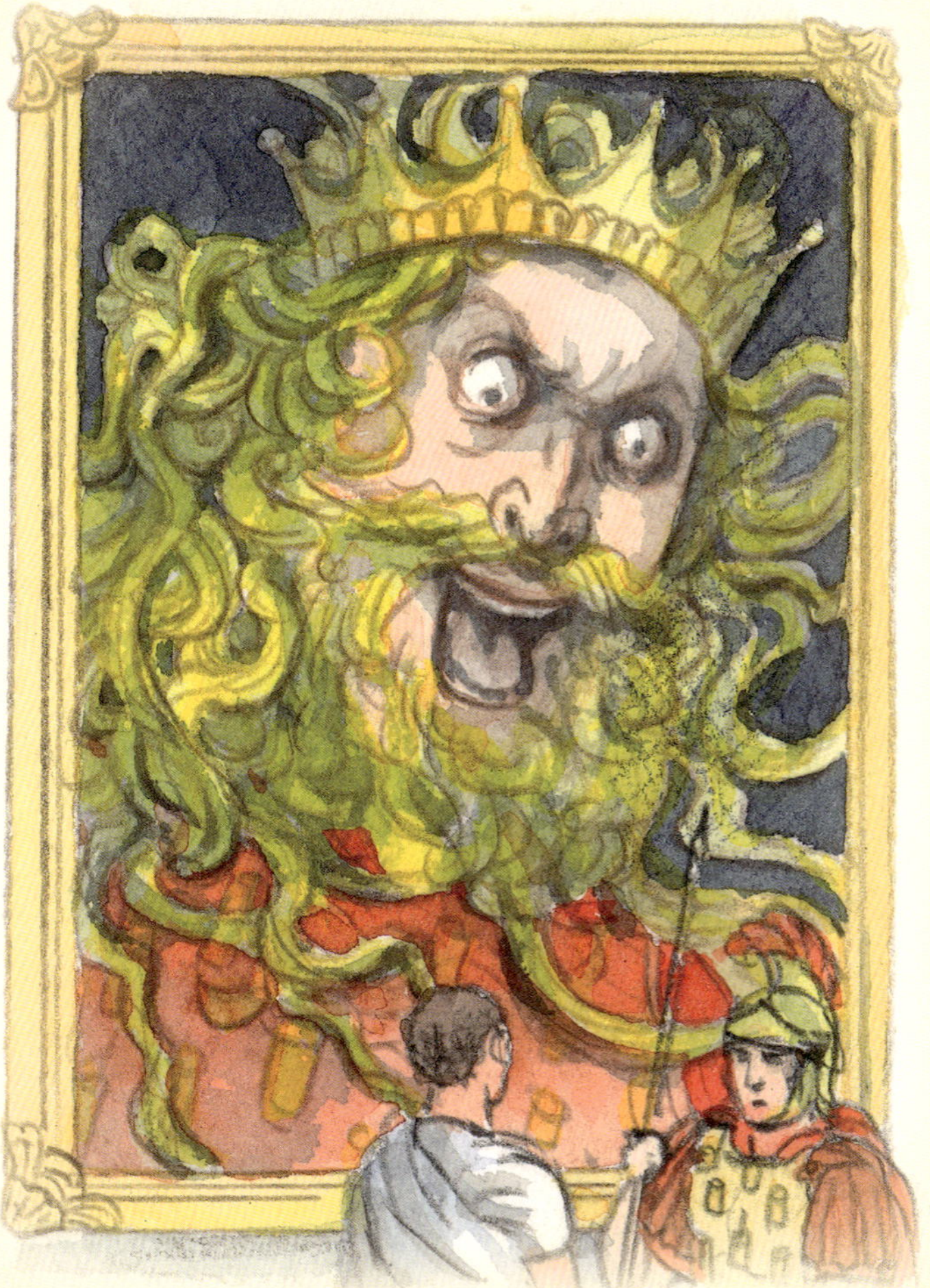

衛兵は言う。「それに比べてストレートヘアの血族様は頼りなくてね。戦場では他の皆様の足を引っ張ってばかりさ」

唾液に乗って出撃するレッドコンプレックスの軍隊にとって、カールヘアの血族の髪は敵を破壊する武器であり、味方を守るよろいとなる。なんといっても戦闘力44・44。公国軍の4番でエースだ。

また、カールの髪は、緊急時に穴を掘り、すばやく身を潜めるためのスクリューの役目も果たす。この国ではブラッシング・ハリケーンという大嵐のほか、ガラガラという地面の震動とともに、毒の雨が降ることもある。こうなると城壁外の住民は全滅だが、カールヘアの血族は外に居ても、髪で速やかに穴を掘って地中に避難できる。

しかもこのスクリューは、公国の住民の食糧である鉄の採掘にも活かせる。カールヘアの血族がジンジバリス家の当主、ひいては公国の君主となるにふさわしいことがよくわかる話だ。

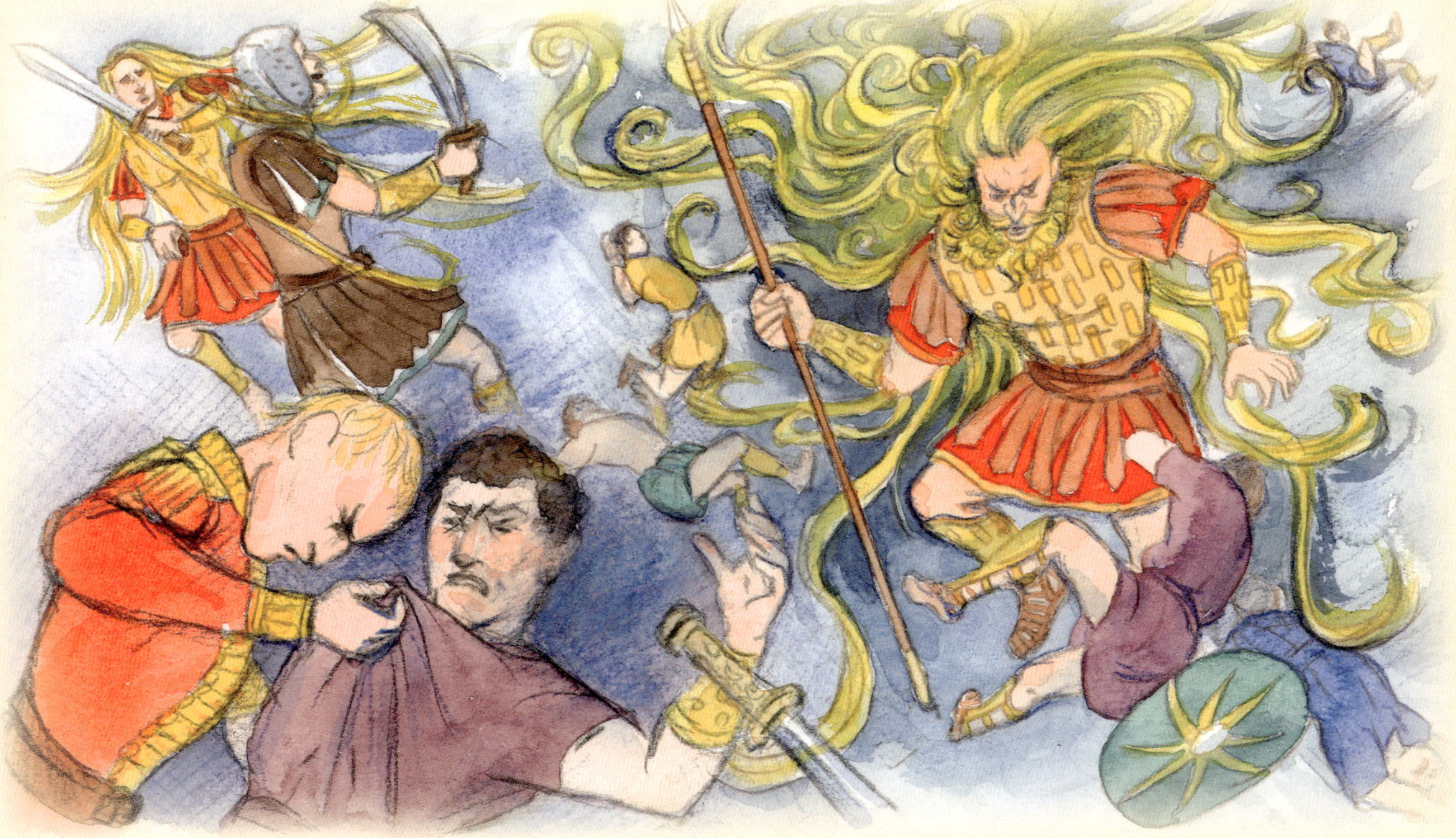

解説　ジンジバリス菌の感染力は、線毛により大きく異なる。

歯周病菌であるジンジバリス菌（Pg菌）には6つのタイプがあり、それぞれ異なった線毛《せんもう》（毛状の突起）を有します（第12話）。物語中では線毛型の違いを一族の髪形の違いにたとえています。

髪形ごとの戦闘力は菌の感染力の強さに符合していて、ジンジバリス菌のII型（カール状の線毛）に感染すると、感染しない場合に比べ歯周病の発症率が44・44倍になります。

II型は巻毛状の線毛により非常に強く付着し、口のなかにすばやく感染、強固なバイオフィルムをつくります。歯ぐきの細胞内への侵入力も格段に高く、一度感染すると一生追い出せないといわれます。

一方、I型（ストレートな線毛）は、0.16という数値が示すように歯周病を起こす力がとても弱く、逆に歯周病の発症率を下げます。公国での立場もきっと弱いのでしょう。

歯ぐきの細胞に侵入したPg菌

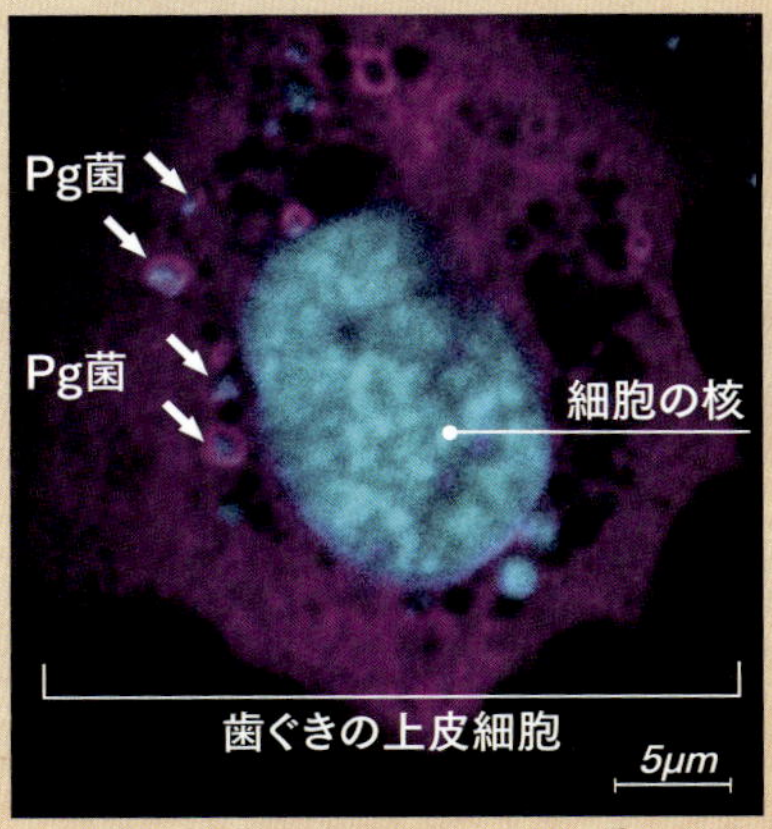

登場人物紹介

ジンジバリス家の一族

The Gingivalis

ポルフィロモナス・ジンジバリス家には6つの血族があり、それぞれ遺伝的に髪形が異なる。髪形は彼らの戦闘力に直結し、バーレン（薄毛）の血族は、当主のカール（巻毛）の血族に次いで力が強く、毛穴から毒を出しながらの頭突きが得意技。侵略に欠かせない存在である。一方、ストレート（直毛）の血族の戦闘力は、一族でもっとも低い。

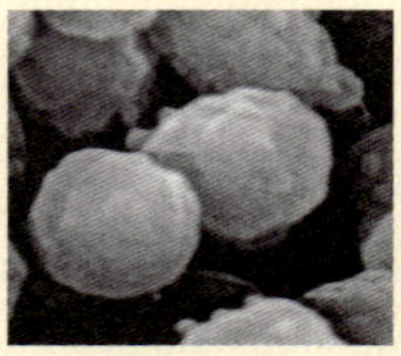

ポルフィロモナス・ジンジバリス菌のIV型（バーレン）

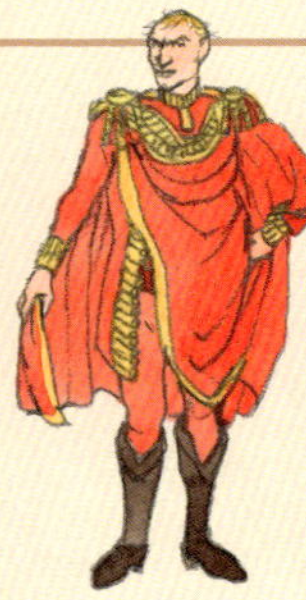

兵士 *The Soldiers*

ポルフィロモナス・ジンジバリス家とともにレッドコンプレックスの一画を占めるのがトレポネーマ・デンティコラ家とタネレラ・フォーサイシア家だ。両家の者たちは皆、強力な毒素を操る。しかしそれでも、ポルフィロモナス・ジンジバリス家の者たちにはかなわないため、家来として扱われている。

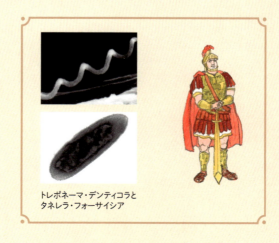

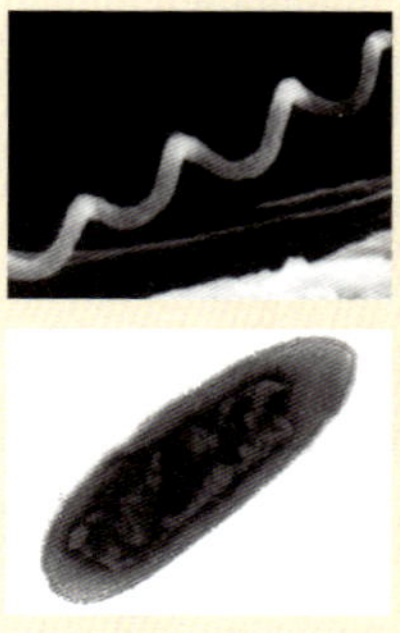

トレポネーマ・デンティコラとタネレラ・フォーサイシア

第4章

嵐の前の静けさ

The Calm before the Storm

第14話

年忘れ様、お曇り様

細菌たちの国にも12月がやってきた。公国の年末における風物詩とは？旅人といっしょにのぞいてみよう。

いつの間にか寒さが身にしみる季節になった。公国を治めるジンジバリス家の語り部となるべく招かれた私だが、ここ数日、なにやら宮殿内があわただしい。たくさんの臣下や召使があちこち小走りで動き回っている。

部屋付きのメイドに尋ねると「今週から12月なんです。宮殿のお手入れの時期ですし、1年で一番のかき入れ時。宮殿の外はもっと大忙しですよ」

12月か。私が公国に来てもう1年になる。ずいぶん時がたったものだ。

……いや、感慨に浸っているときではない。かき入れ時？　街では何が起こっているのだろう？

好奇心に駆られた私はカール314世に丁重に礼を述べ、宮殿を辞し街へと向かった。

メイドの言ったとおり、往来はわれ先にと歩みを進める人々であふれかえっている。通りを行く、気のよさそうな若者を呼び止め、「何が起きているんですか？」

すると「もうすぐ年忘れ様がお越しになるんですよ。そしてお曇り様も。だから大忙しなんです」と言ったかと思うと、若者は人の波に飲まれていった。

年忘れ様？　お曇り様？　わからんことを言う。喧噪《けんそう》のなか、道端で壁のしっくいを売っている露天商を見つけ、すかさず疑問をぶつけた。

男はあきれ顔で「お客さ～ん、ご存じないんですかい？　この季節、毎晩、『カンパ～イ』って声が天から聞こえてきたかと思うと、お酒を含んだ雨が降るんでさ。この雨が地面（歯ぐき）にしみ込むと、地面を泥のようにやわらかくしてくれるんですよ。おかげで鉄の採掘がめっぽうはかどるんでさ。だからこの時期はみ～んな寝る間を惜しんで採掘場でひと稼ぎ。ありがてえ雨だけに、『年忘れ様』って呼ばれてるんです」

それを聞いて、私は巨大生命体の「忘年会」という風習を思い出した。

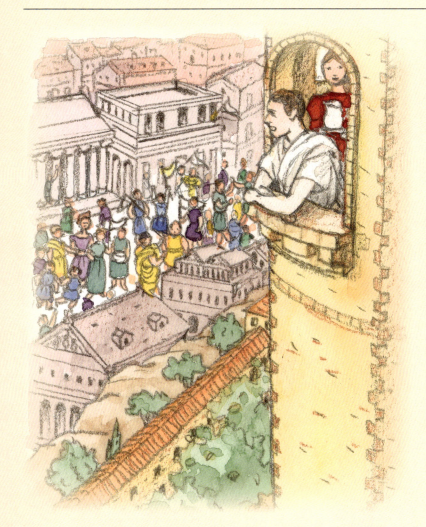

彼らは年末になるとこぞって集まり、「カンパイ」と叫びながら酒を酌《く》み交わすという。その酒がこの国では「年忘れ様」と呼ばれるのか。

露天商は続けて「お曇り様はご存じですけ？」

そんなもの知るはずもない、と目で答えると、「年忘れ様が降り出すのと同じころ、だんだんと煙みたいな雲が地面に下りてきて家々を覆うんでさ。するとあら不思議、雲に触れた屋根や壁はすっかり硬く頑丈に。こうなると嵐が来ても平気なんです。だから街の衆は、壁をしっくいで塗りかため分厚くして、お曇り様を待つんでさ。おかげであっしの商売も助かるって寸法で」

煙みたいな雲？　おそらくこれも巨大生命体の習慣に由来するものだろう。

この国は毎日、ブラッシング・ハリケーンという嵐に見舞われる。お曇り様は嵐が来ても壊されないほど、建物を頑丈にしてくれるらしい。

年忘れ様とお曇り様か。この国の12月は面白い。

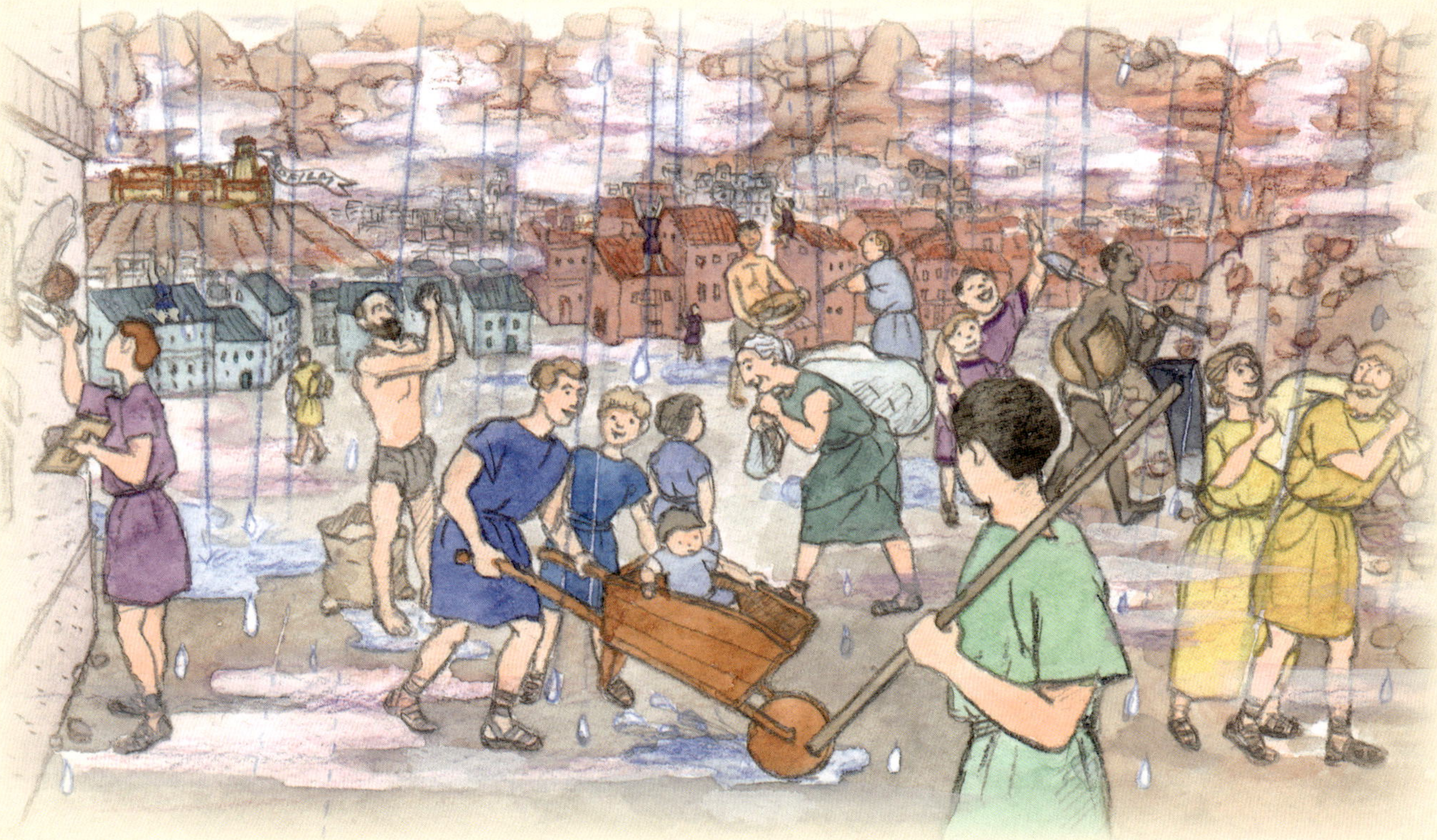

解説　お酒とタバコは歯周病を悪化させる。

私たち巨大生命体の忘年会には、お酒とタバコがつきもの。ですがこの2つは、じつは歯周病を悪化させます。

アルコールは肝臓で、非常に強い毒性をもつアセトアルデヒドへと代謝されますが、これは歯ぐきを弱らせ、歯周ポケットからの出血を増やします。血液中の鉄を栄養とする歯周病菌は、歯ぐき（地面）からの出血が増えると活発に活動し増殖します。

また、タバコに含まれる化学物質は、細菌のかたまりであるバイオフィルム（街の建物や城壁）を硬くするので、歯みがきをしてもバイオフィルムが落ちにくくなります（ちなみに、アセトアルデヒドはタバコにも含まれます）。

年末年始は、人間だけでなく歯周病菌にとってもお祭り騒ぎの時期なんですね。

タバコのバイオフィルムへの影響

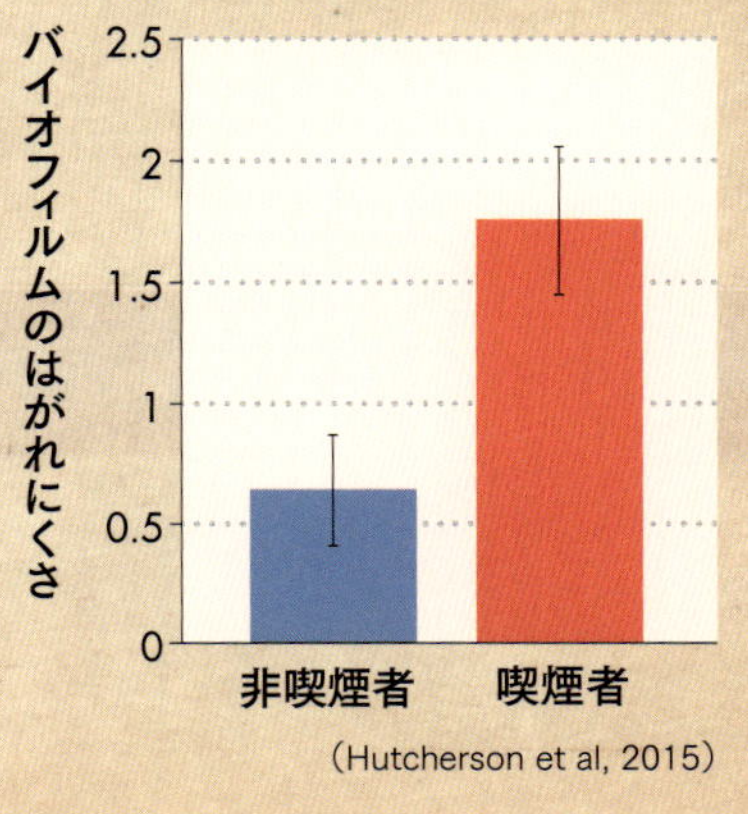

(Hutcherson et al, 2015)

第15話

食べぬ門《かど》には福来たる?

**新年を迎えたバイオフィルム公国。
この国ならではの正月の奇習は
生きる智恵から生まれたものだった。**

ジンジバリス家の宮殿を出て以来、私は以前のように街の宿屋で寝起きしながら、年末年始のにぎわいを観察していた。

年末最後の夜には、住民は「歯ぐきチーム」と「歯チーム」に分かれて歌の集いを催し、遅くまで盛り上がった。歯ぐきの「赤」と歯の「白」で、紅白対抗の歌合戦なのだという。

それから一夜明け、新年を迎えた。街はどこかの国と似た風景であふれている。往来を多くの郵便屋が行き交い、家々に何かを配っている。

「それは何だい?」と聞くと、年始のあいさつのハガキだという。手に取ってみると「歯ッピーニューイヤー」の文字。これが新年のあいさつの定番だそうだ（ギャグにしてはレベルが低い）。

街の広場に設けられた芝居小屋では、人だかりのなか、旅芸人の一座が寸劇を上演中だ。

「事故にあった歯医者の車はどうなった?」「廃車!」

巨大生命体の歯にくっついて暮らしているだけに、住民にはベタベタなギャグが好まれるようだ。

ところで、この国にもおせち料理のたぐいがある。1年のバイオフィルム公国の繁栄を願い、家々で用意されるという。

料理の種類は多く、納豆（粘り）、くさや（発酵臭）、臭豆腐（アンモニア臭）、ドリアン（広がるにおい）、キャラメル（くっつく）、酢の物（歯を溶かす）、ニラ（歯に詰まる）、かた揚げせんべい（歯石の比ゆ）、熟れたトマト（腫れた歯ぐきの比ゆ）など、においが強いものやネバネバするもの、巨大生命体の歯に悪いものばかりだ。

ごちそうになった家の主人が興味深いことを言う。

「旅のかた、遠慮なくめしあがってください。でもね、この料理はいくらうまいからって、一度にたくさん食べちゃだめですよ。三が日のあいだ少しずつ食べるんです。そしてその後7日間は、何にも口に入れないのが昔からの風習です」

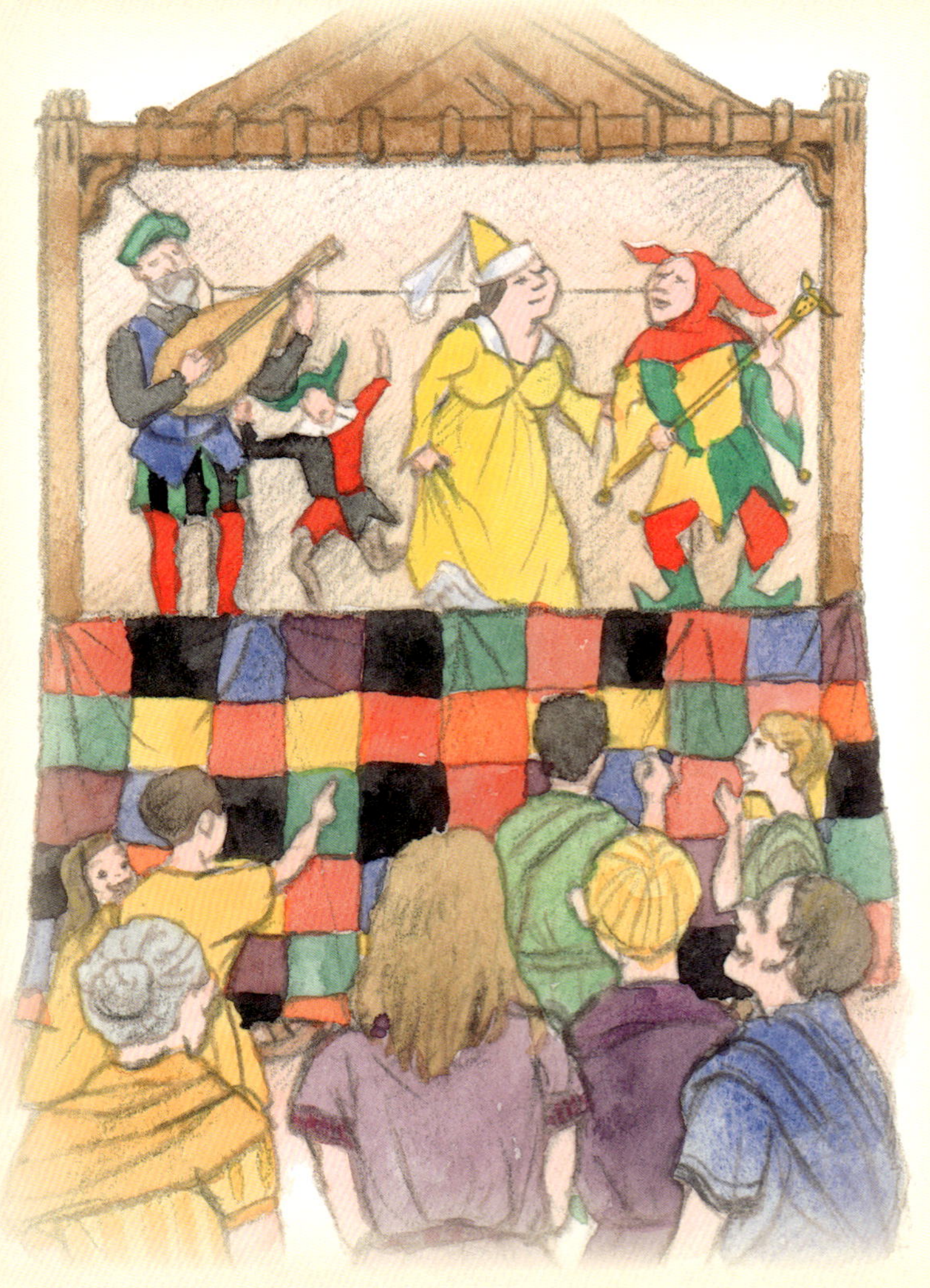

主人の話では、その昔、長雨のせいで公国が水浸しになったことがあったという。やがて、雨水は畑の作物はもちろん、家々に蓄えられた食料にもしみ込んだ。雨には毒が含まれていたのだが、住民は気づかなかった。

その結果、大食いの住民は一気に大量の毒を腹に入れてしまい、あえなく命を落とした。一方、小食の住民は少量の毒を取り込んだだけですんだため、命を失うことはなかった。それどころか、毎日少量の毒を取り込むうちに、毒への抵抗力すら身につけたという。多数の死者を出しながらも、小食の者たちが生き残ったおかげで、公国は存亡の危機を脱した。

こうした故事から、三が日は小食を続け、その後は断食して空腹に耐える力を養う習慣ができあがった。「腹八分目に医者いらず」というが、この国でも大食いは戒《いまし》められている。

ブラッシング・ハリケーンとともに毒入りの雨が降ることは公国では日常茶飯事。しかし培《つちか》われた小食習慣が、住民を守っているのだ。

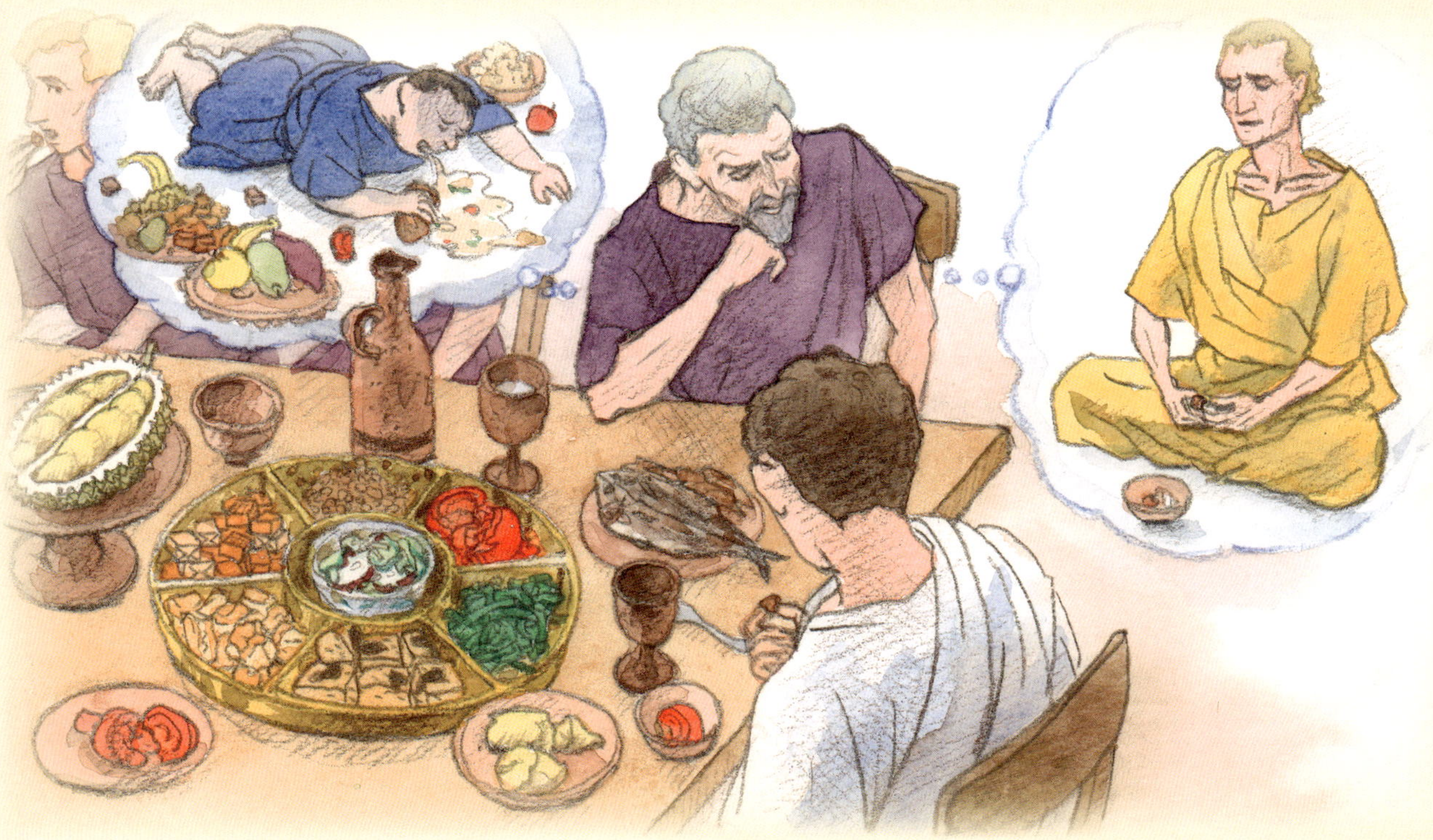

解説　小食の細菌には抗生物質が効きづらい。

多くの細菌にとって、抗生物質は天敵です。歯科の治療では、歯周病菌を殺すために抗生物質を用いることがありますが、バイオフィルムを構成した細菌には効きづらいのです。

バイオフィルムの一員となっていない活発な細菌（大食いの住民）は、外部から積極的に栄養を取り込むので、抗生物質（毒の雨）もいっしょに取り込んで殺菌されます。対して、バイオフィルムを構成している細菌の多くは、冬眠状態のようにじっとしているので代謝が低く、外からの栄養摂取が少なくなります（小食の住民）。その結果、抗生物質を取り込まないため命を落とすことはありません。

抗生物質の投与が終わり、次第に抗生物質の濃度が低下すると、生き残った細菌たちが目覚め、増殖をはじめます。そして再び細菌たちの共同体であるバイオフィルムを形成し、歯周病を再発させます。つまり「小食」というのは、細菌の生存戦略のひとつなのです。

バイオフィルムを形成した細菌を殺すことは簡単ではありません。まずは、歯科での歯のクリーニングや歯ブラシでバイオフィルムを物理的に破壊すること。それから、歯ぐきの炎症を抑えて、出血に含まれる鉄などの栄養素を細菌に与えないことで、細菌の数が増えないようにしましょう。

第16話

不倶戴天《ふぐたいてん》の敵 エキマヌガレ族

公国の住民にとって、城壁は嵐から身を守ってくれるだけではない。もっと巨大な脅威への備えなのだ。

夜も更けたある日、私は公国での歳月を静かに振り返っていた。不思議な体験が走馬燈《そうまとう》のように思い出される。そのとき、「あっ！」。私はじつに重要なことを記し忘れていることに気づいた。公国が頑丈な城壁で守られている理由である。

そもそも公国は、レッドコンプレックスの侵略によって建国された。しかし元来、巨大生命体の歯と歯ぐきのあいだにある峡谷は、「エキマヌガレ(疫免れ)族」と呼ばれる蛮族の縄張りだった。

彼らは巨大生命体の体内の至るところに網を張りめぐらしているが、オレンジの一族をスパイとして潜入させるというレッドコンプレックスの狡猾な作戦により、峡谷への侵入を許してしまった。侵入を果たすやいなや、レッドコンプレックスはその地の先住民を支配してただちに頑丈な城壁を築き、蛮族の激しい攻撃をしのいでいるのである。以来、蛮族は昼夜を問わず、すきあらば攻め込もうと城壁のまわりをうろついている。

公国の民にとって、城壁の外に出ることは死を意味する。しかしそれでもなお、レッドコンプレックスは今日も軍隊を編成し、他国の侵略に向かう。城壁から一歩踏み出せば蛮族の襲撃にあうことは、もちろん覚悟のうえだ。

今思えば、私がこの国を最初に訪れたときにエキマヌガレ族に出くわさなかったのは、非常な幸運だったといえる。

蛮族のからだはとてつもなく大きく、公国軍の兵士の1人や2人はひと飲みだ。さらに、彼らは特殊な物質をからだからすばやく分泌する。この物質は瞬く間に峡谷中に拡散し、至るところにいる仲間を呼び集める。そして城外の兵士を取り囲み、攻め立てるのだ。

だが、それで進軍をあきらめるレッドコンプレックスではない。兵士

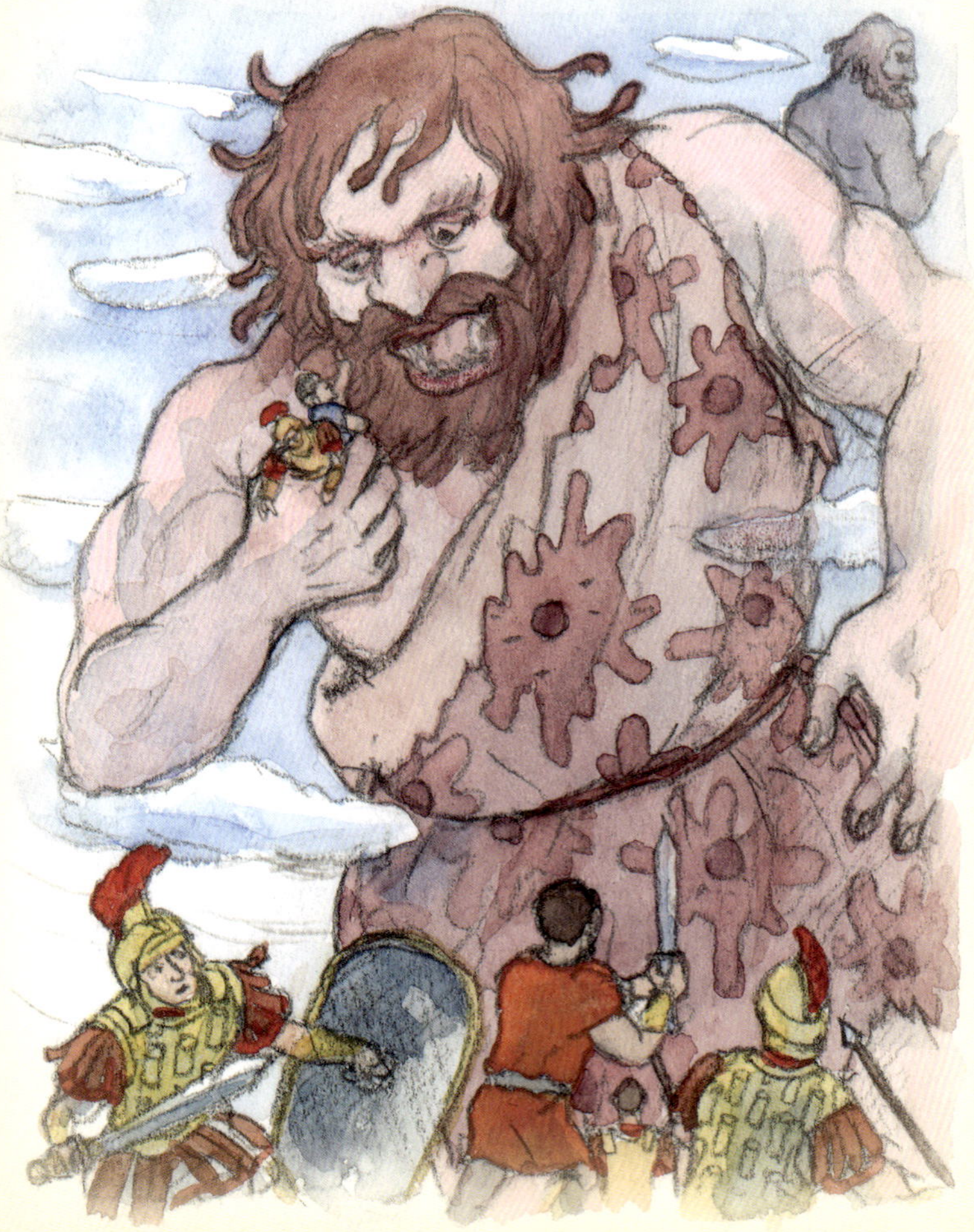

たちは古代ギリシャのファランクスのごとくからだをくっつけ合い、蛮族に優るとも劣らない大きなかたまりとなり、食われるのを防ぐ。

蛮族は「抗体《こうたい》」と呼ばれる飛び道具を投げてくるが、密集陣形を組み大きなかたまりとなった公国軍には致命傷とはならない。一方、レッドコンプレックスは高い毒性をもつ武器を駆使して応戦する。不利と見れば城に戻り、また攻撃に出る。戦いは果てしなく続くのである。

一部の軍隊は蛮族の攻撃をすり抜け、他国(巨大生命体の口のなかの他の部位)の侵略に向かっていく。峡谷を出て唾液の海までたどり着けば、敵はほんのわずか。ひと安心だ。

白い巨岩(歯)には2つの世界がある。白い巨岩自体と、巨岩と地面(歯ぐき)とのすき間にできたV字谷の峡谷(歯周ポケット)である。

絶え間なく続く蛮族との戦いによって、峡谷は破壊され、谷はさらに深くなっていく。そして、谷底が白い巨岩の根元まで達したとき、巨岩は音を立てて倒れ落ちるのである。

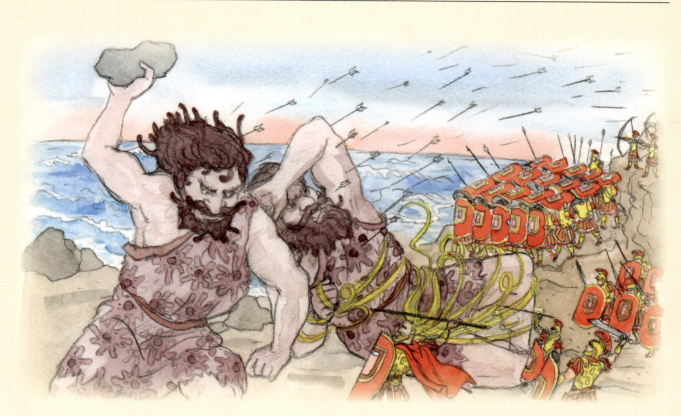

解説　バイオフィルムとなった細菌は、免疫に抵抗を示す。

エ キマヌガレ族とは、からだの「免疫」のことです。貪食《どんしょく》細胞と呼ばれるマクロファージや白血球は細菌をひと飲みにし、抗体は細菌を正確に攻撃します。単独の細菌は免疫によって排除されますが、大きなかたまりとなった細菌は、貪食細胞にも抗体にも抵抗を示します。

免疫とバイオフィルム細菌の長期間の戦い(慢性炎症)により、歯ぐきは弱り、やがて歯が抜けてしまいます。

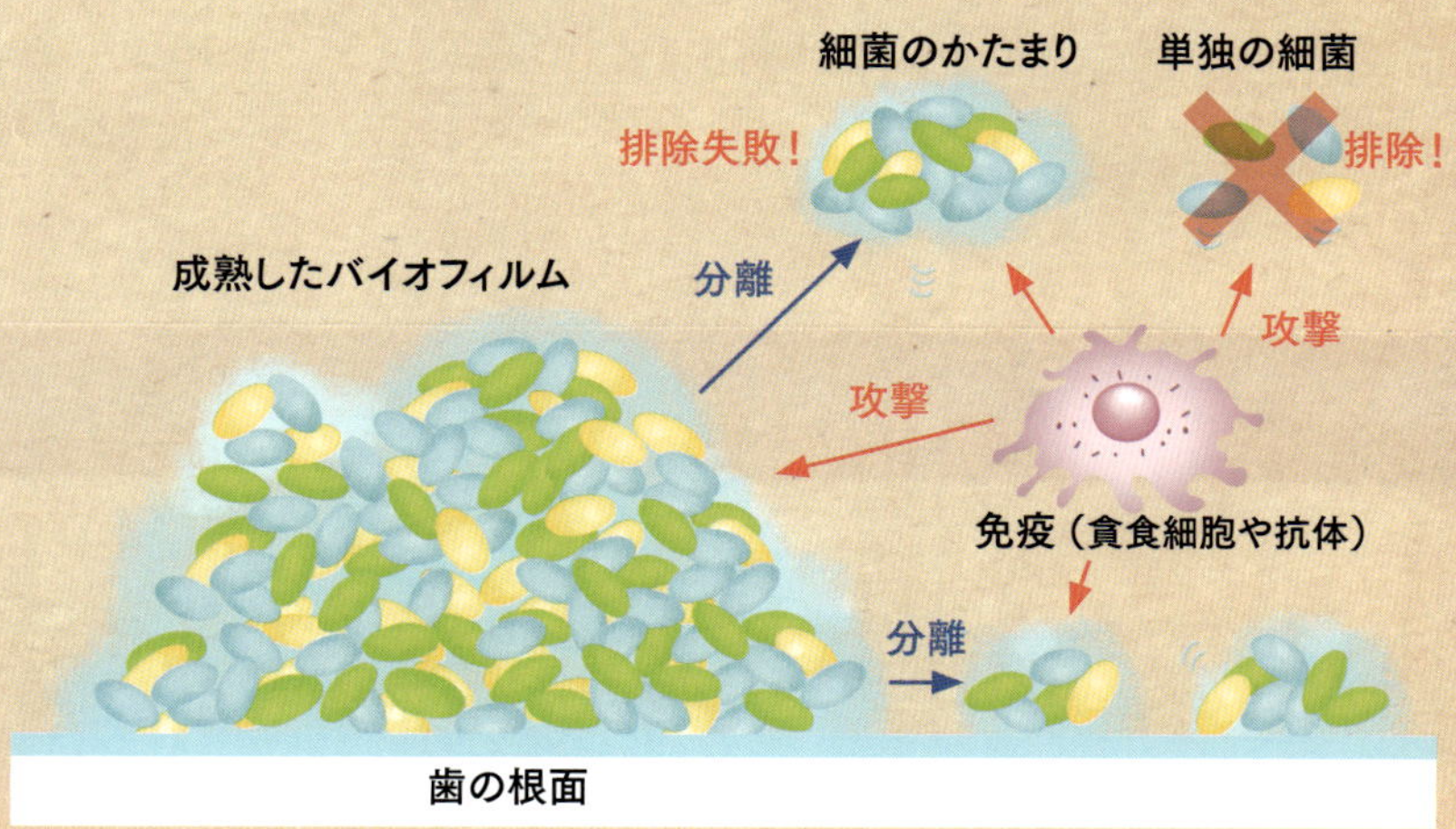

第17話

細菌たちのフードバザール

いつもの朝。いつもの風景。だが今日はちょっと違う出来事が。細菌たちのフードバザールの開催だ！

この国に来て数百回目の朝。すっかり居ついてしまった私は、持ち前の緊張感はどこへやら、だらけた朝寝坊に変わりはてていた。

「お客さん、いい加減に起きてくださいよ。食べない物があったら出してください」

　宿屋の女中に声をかけられ、あわてて飛び起きる。これから恒例のフードバザールがはじまるという。街のなかの至るところで、住民が残り物の料理や食材を持ち寄って、物々交換をするのだ。

　前にも述べたが、この国の住民は肉食系だ。しかし肉は肉でも、牛肉なら牛肉だけ、鶏肉なら鶏肉だけと、住民によってかなりの偏食だ。魚や納豆、豆腐も食べるが、こちらも好みがはっきりしている。特別な行事でもなければ、食事はいつも好物だけである。

　栄養バランスを考えると、ほかの物も食べないといけないことは住民だってよくわかっている。そこで、頻繁に料理や食材を融通し合って、栄養バランスを取る。「最初からバランスよく食べればいいのに」と思うが、そういう文化らしい。

　皆、お互いの偏食傾向をよく知っている。「その牛肉いいね～、鶏モモ肉と交換だ」「おい、焼き豚くれ。こっちはソーセージをやるよ」「ほうれん草が欲しいな、そっちは大根が欲しいんだろ？」

　遠慮会釈なく好き勝手に食材を交換していく。まるで仲のよい大家族のようだ。

　ハム、ソーセージなどは上等だが、焼き豚の切れ端、脂身、大根のへたなんかもある。豚のしっぽや鶏の足のようにとても口に入れたくないものもあるが、ゲテモノが大好物の住民もいる。おまけに、ふだんはレッドコンプレックスに独占されている鉄を喜捨《きしゃ》するオレンジの一族が現れることもあり、市は大にぎわいである。定期的に開かれるフードバザール

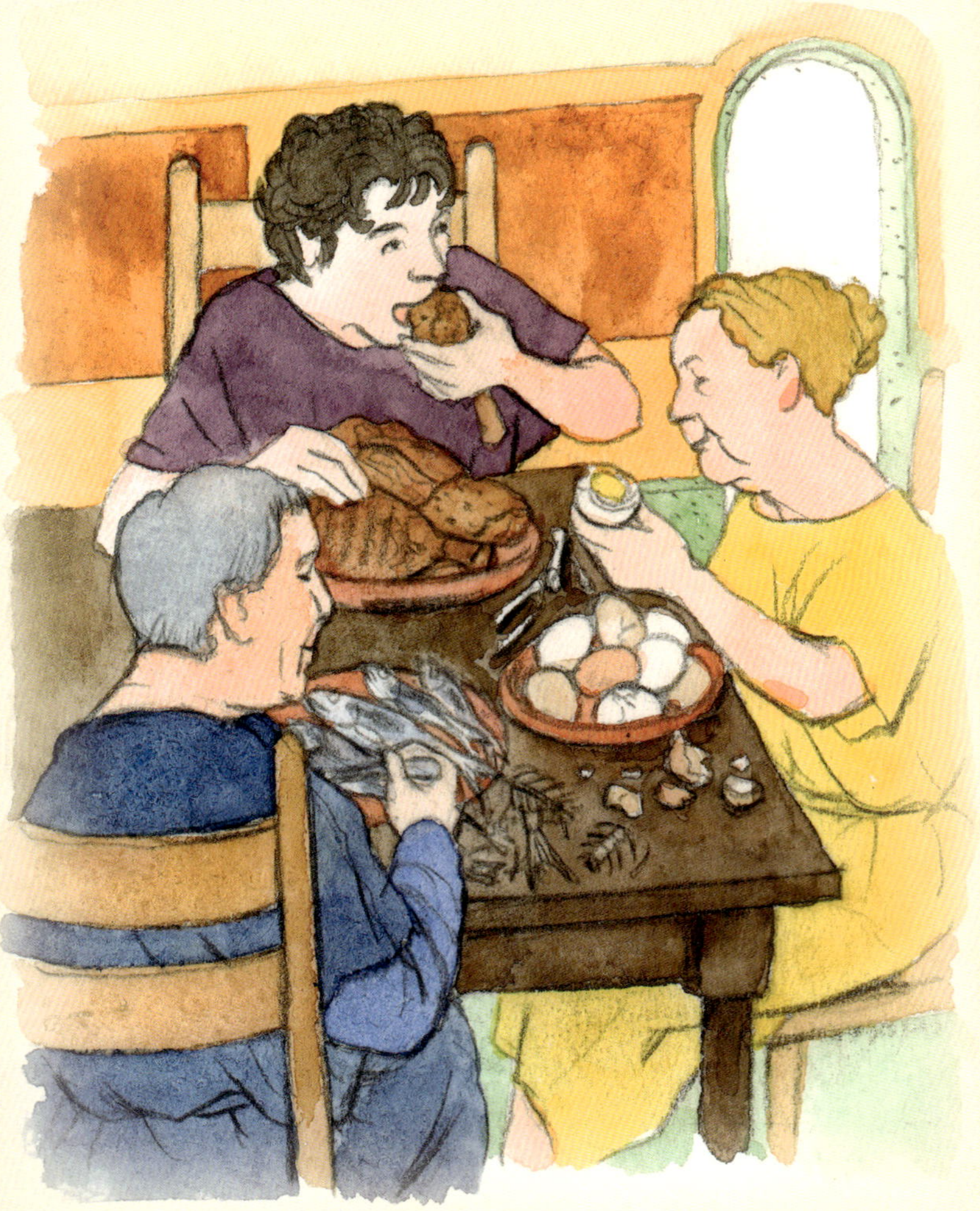

のおかげで、この国では食べ物が無駄になることはない。捨てる神あれば拾う神あり。その人が食べないものは、必ずほかの誰かが食べてくれるエコ社会なのだ。くわえて栄養バランスも取れるわけだから一石二鳥。

市が立つたびに、たんぱく質の補給により体力が増し、ミネラルやビタミンそして鉄により智力が高まり、やがて住民は屈強な兵士へと変貌《へんぼう》する。フードバザールは公国の富国強兵策の目玉なのだ。

＊＊＊

一方、場所は変わりジンジバリス家の宮殿。バザールの喧騒《けんそう》とは裏腹の張りつめた空気のなか、君主カール314世が居並ぶレッドコンプレックスの兵士に高らかに命じる。

「建国以来の時を経て、わがバイオフィルム公国はついにここまでの力を得た。時は満ちた！」

この国では、城壁の外の蛮族とのにらみ合いと小競り合いが長年続いてきた。だがついに、最終決戦の火ぶたが切られようとしていた。

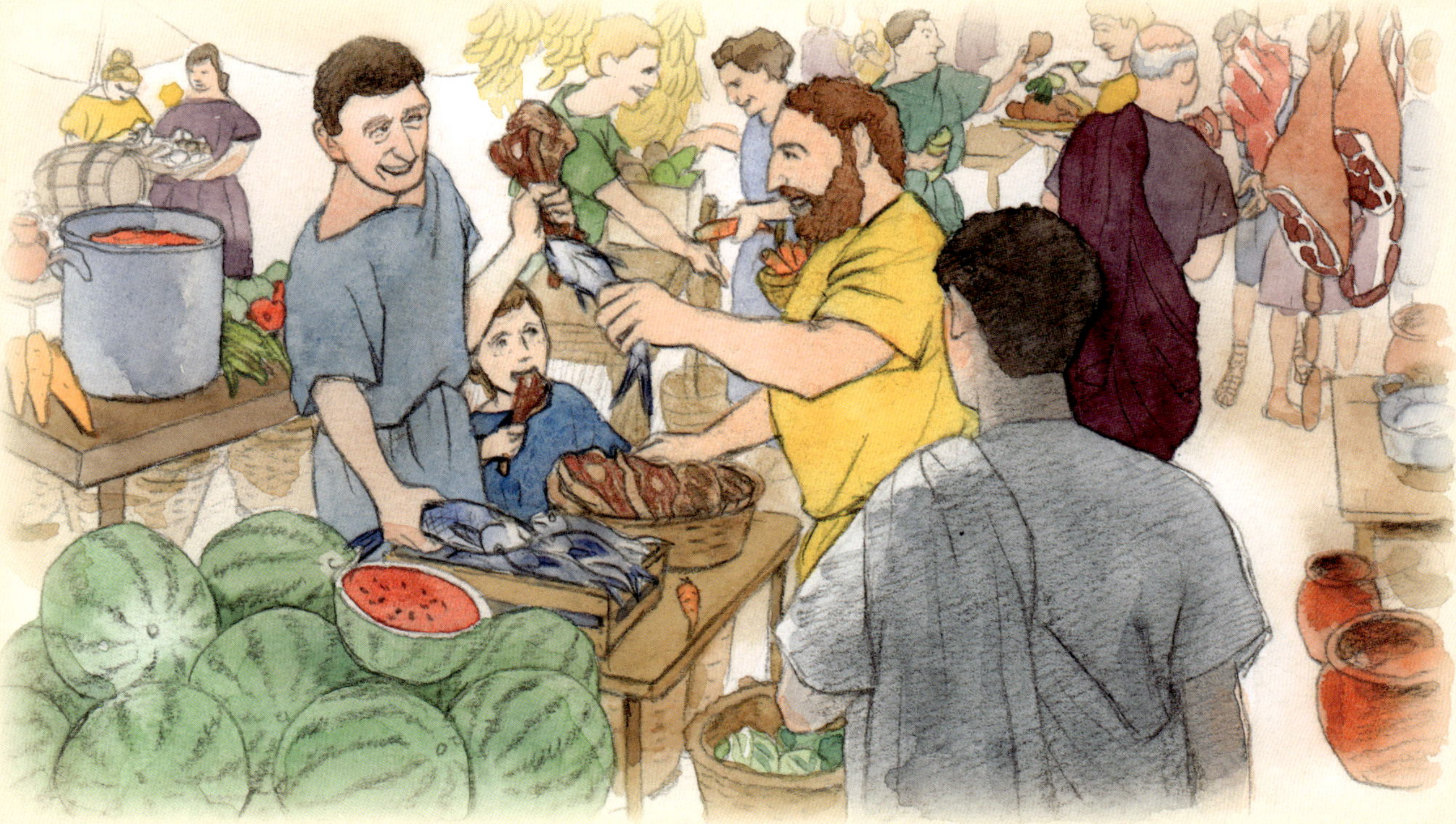

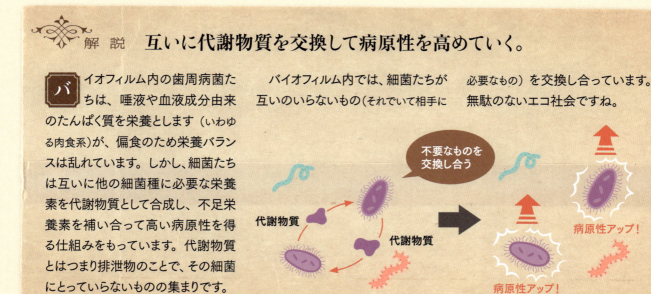

解説　互いに代謝物質を交換して病原性を高めていく。

バイオフィルム内の歯周病菌たちは、唾液や血液成分由来のたんぱく質を栄養とします（いわゆる肉食系）が、偏食のため栄養バランスは乱れています。しかし、細菌たちは互いに他の細菌種に必要な栄養素を代謝物質として合成し、不足栄養素を補い合って高い病原性を得る仕組みをもっています。代謝物質とはつまり排泄物のことで、その細菌にとっていらないものの集まりです。

バイオフィルム内では、細菌たちが互いのいらないもの（それでいて相手に必要なもの）を交換し合っています。無駄のないエコ社会ですね。

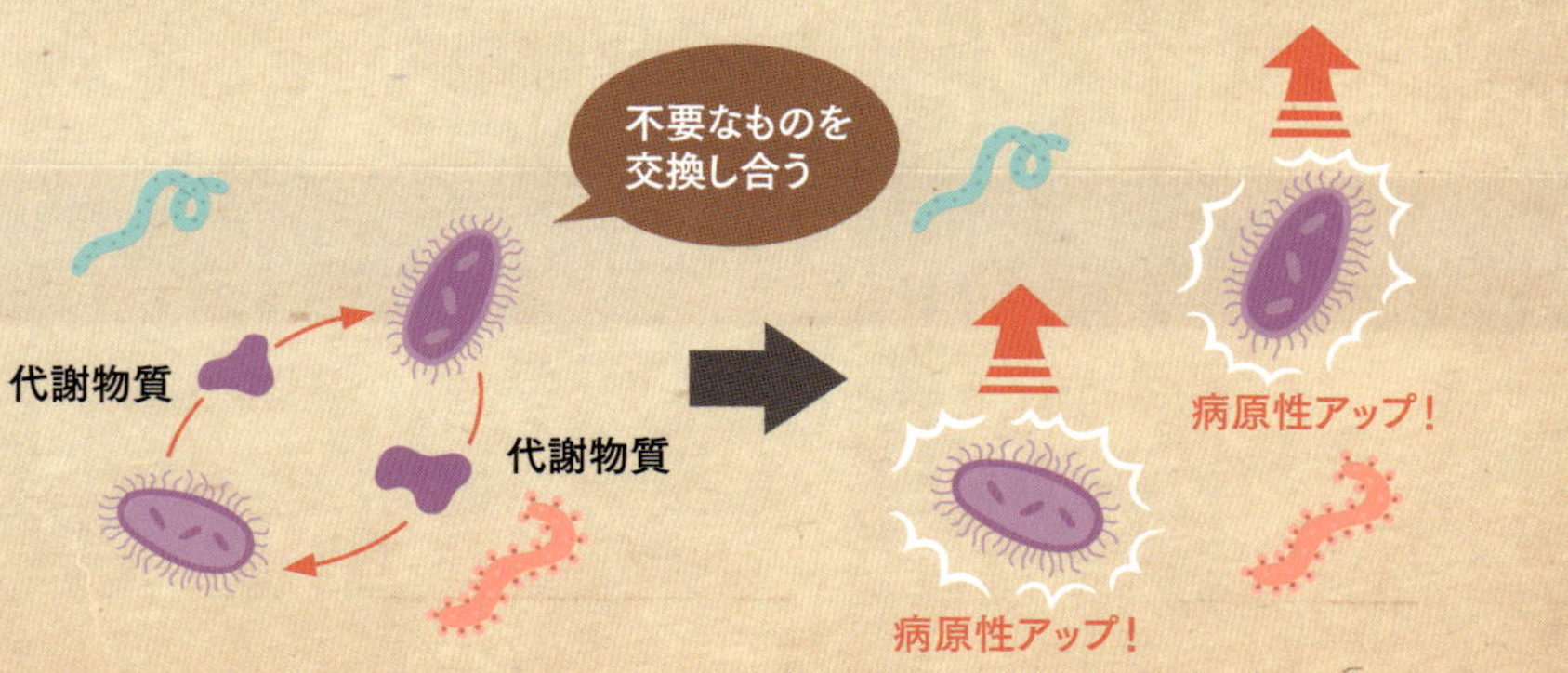

登場人物紹介

エキマヌガレ族

The Barbarians

公国が存在する峡谷（歯周ポケット）には、武装した蛮族「エキマヌガレ族」が往来していて、住民や兵士を見つけるなりひと飲みにしてしまう。公国が頑丈な城壁で守られているのは、ひとつには彼らの侵入を防ぐためだ。エキマヌガレ族は、巨大生命体の至るところに網を張りめぐらす、公国の人々の天敵なのである。

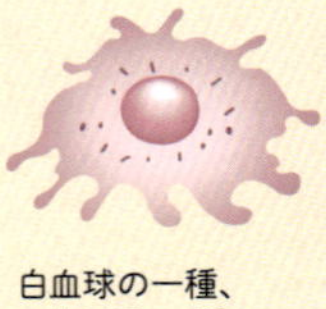

白血球の一種、
マクロファージ

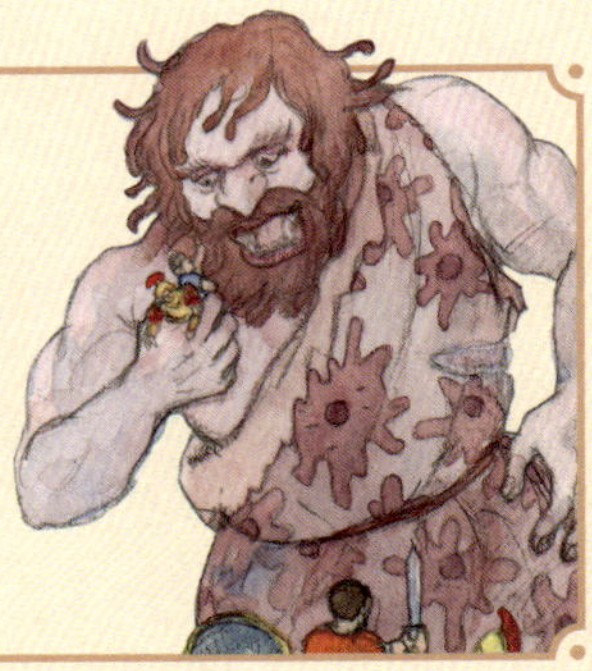

カール314世

Carl CCCXIV

ポルフィロモナス・ジンジバリス家の第33277代当主にして、バイオフィルム公国の現君主。彼が属するカールヘアの血族は、ジンジバリス家のなかで最強の戦闘力を誇る。なお、現実の姿であるポルフィロモナス・ジンジバリス菌の代表的な実験株は、OMZ314とATCC33277である。

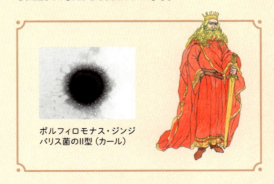

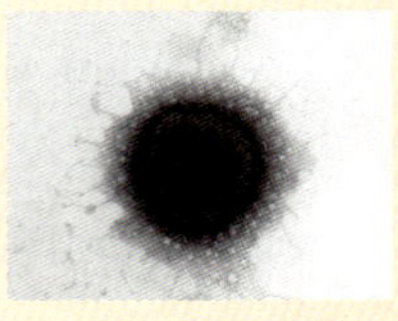

ポルフィロモナス・ジンジバリス菌のII型（カール）

第 5 章

歯周ポケットのなかの戦争

War in the Periodontal Pocket

第18話

巨大生命体、歯科医院へ

エキマヌガレ族との決戦に臨む公国軍。しかしその死闘の陰で苦悶の声を上げる存在があった。

フードバザールの食べ物はどれもうまい。にぎわいのなか私は舌鼓を打っていた。

そのとき突然、地面が小刻みに震え出した。軍靴《ぐんか》の響きだ。一糸乱れぬ靴音は不気味さとともに少しずつ大きくなる。

見ると、深紅のマントをたなびかせたよろい姿の一団に続き、おびただしい数の兵が城門へと歩を進めている。カール314世率いる、レッドコンプレックスの親衛隊と兵士だ。

君主自らの出陣と、かつてない規模の大軍。バイオフィルム公国軍の総員出撃に、私はただならぬ気配を感じ取った。ふと、カール314世と目が合った。すると彼は足を止め、ひれ伏す住民たちの前で叫ぶ。

「われわれはこれより蛮族どもに総攻撃をしかける！この一戦はわが国の歴史に残るであろう！」

私は城壁にのぼり、壁の外に広がる荒野を見渡した。峡谷の採掘が進んでからというもの、巨大な体躯のエキマヌガレ族（からだの免疫）が、城壁を囲むようにひしめきあっている。そこに公国軍が城から打って出た。

瞬く間に戦場は修羅場と化した。蛮族は潮の寄せるがごとく公国軍に襲いかかる。しかし、雨と降る抗体に露ほどのひるみも見せず、公国の兵士は勇猛果敢に立ち向かう。ありとあらゆるものが沸騰したかのように入り混じり、熾烈《しれつ》極まりない。

戦場は暗く湿った空気で満たされた。血と汗のにおいが混じり、奇妙な悪臭が鼻を突く。地面は隆起し、腫れ物のようにどす黒く光り、黄褐色の粘度の高い液体がしみ出ている。

それにともない、公国が築かれている白い巨岩も揺れはじめた！

この地表の変化は巨大生命体には歯ぐきの腫れと感じられるようだ。

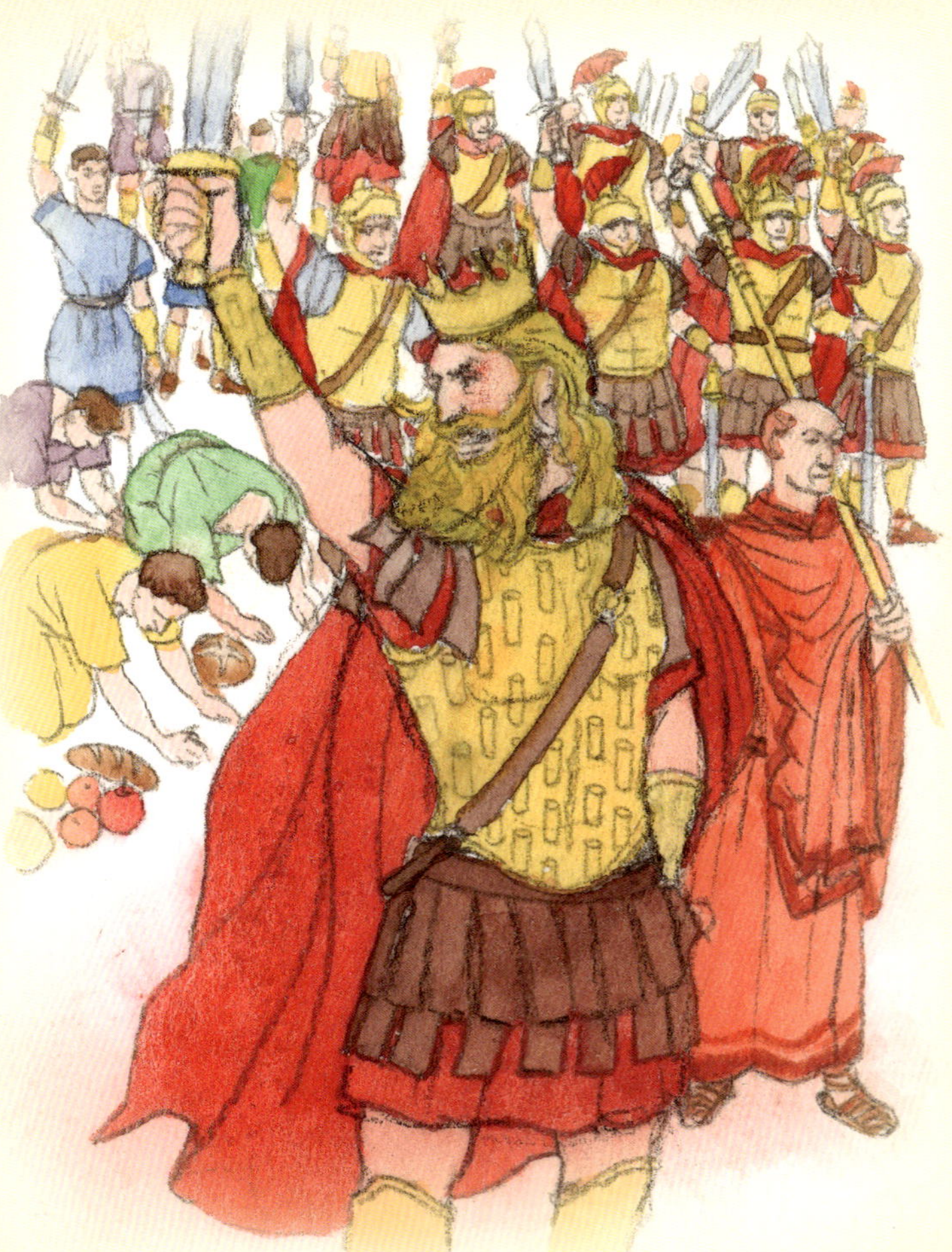

頬を押さえ、悲しげな表情を浮かべている。痛そうだ。巨大生命体はつぶやいた。

「歯医者へ行こう……」

死闘を繰り広げる公国軍と蛮族。そこに突然のまぶしい光とともに、かつてないほどの大嵐が襲ってきた！

多くの兵士は蛮族もろとも空に吹き上げられ、城壁内の住民も叫び声とともに消え失せる。建物も次々と吹き飛ばされたが、私は地に伏せ耐えた。

幸い嵐は長くは続かず、10分ほどで去った。しかし……あたりは瓦礫《がれき》の山。「大丈夫か〜」。うめき声に応える声が聞こえる。無事な者もいるらしい。

以前長老に聞いた話だが、公国は昔から何年かに一度、このような天変地異に見舞われてきた。その教訓から、一部の住民はいち早く地下室や地下シェルターに身を隠し、難を逃れたようだ。

カール314世もその髪で穴を掘り逃げのびた。軍は惨憺《さんたん》たるありさまだが、彼の意志は折れることなく、生きのびた兵士たちに檄を飛ばす。

「怖れるな、わが国の力はすぐによみがえる。戦いはこれからぞ！」

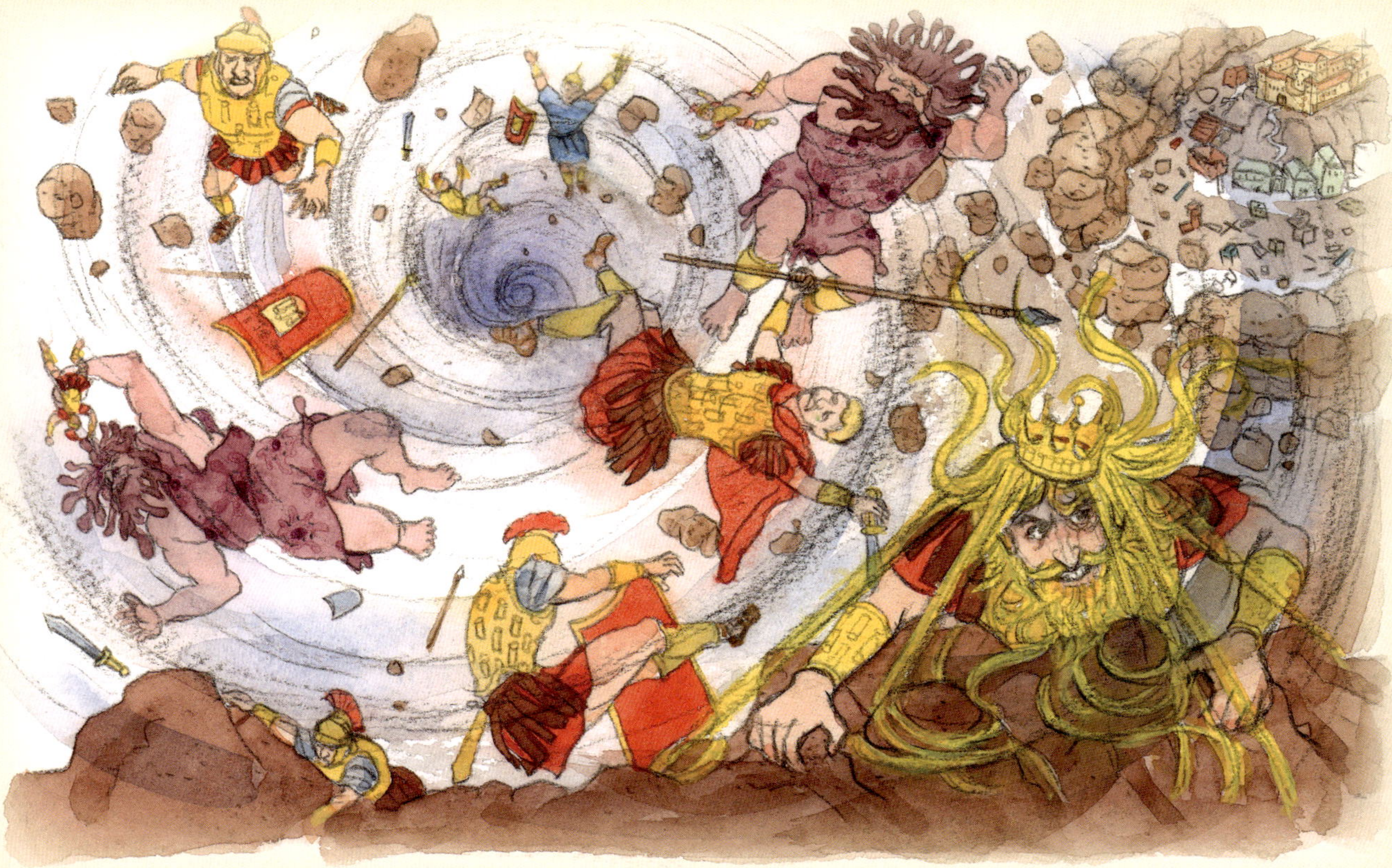

解説　セルフケアと定期受診が何より大切。

痛みに耐えかね、とうとう歯科医院に駆け込んだ巨大生命体。そうとう歯周病が進行しています。

バイオフィルムは時間とともに分厚くなり、病原性が高まります。そして急性炎症が起きると、歯ぐきは腫れズキズキと痛み、膿が出て、歯が浮いたような違和感を覚えます。

歯科医院で消炎処置とクリーニング(今回、お口のなかに起こった天変地異のことです)を受ければ、急性炎症はひとまず治まります。この後セルフケアに励み定期受診に通えば、歯ぐきは健康に向かいます。しかしそうしないと、また急性炎症が起こり、歯はさらに動き出し、やがて抜けてしまいます。

今回、歯科医院で処置してもらい、痛みが引いた巨大生命体。ですが、もともと歯みがきや歯医者が嫌いの彼(彼女?)は、のど元過ぎれば熱さを忘れ、いつもどおりの生活に戻っているようです。さて、どうなることやら。

歯周病が進行した奥歯

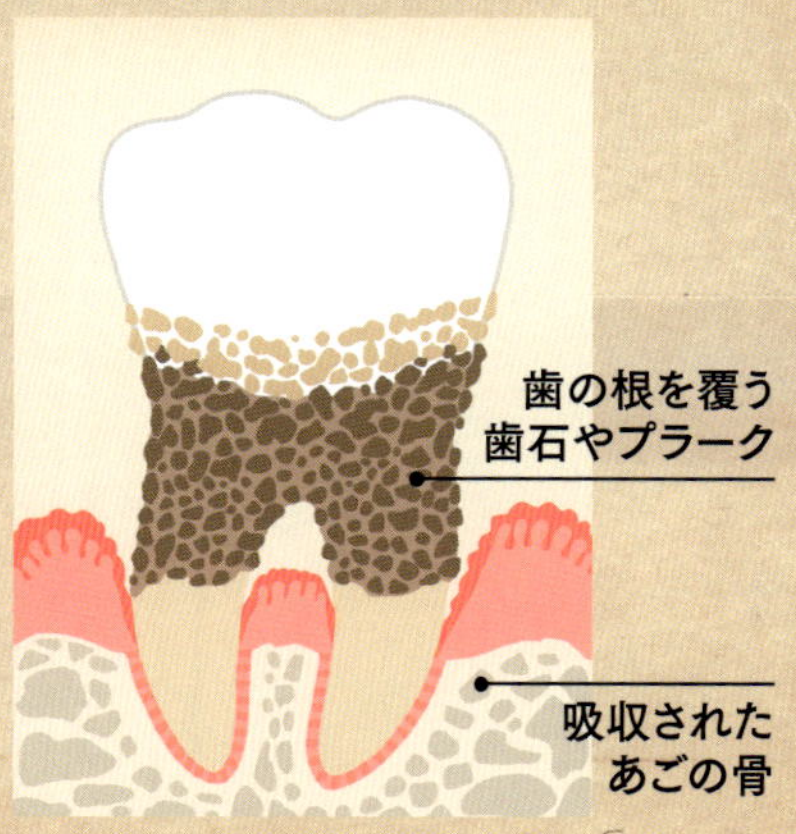

第19話

ジンジバリス家の兵法

歯科治療という思わぬ横槍により撤退を余儀なくされた公国軍。だが、口腔侵略の野望は潰えない。

エキマヌガレ族との雌雄を決する戦いに臨んだ君主カール314世であったが、あまりに激しい戦闘が巨大生命体の歯ぐきに激痛をもたらし、歯医者に駆け込まれてしまった。

その結果、歯科治療により大嵐が出現し、エキマヌガレ族も公国軍も千々に引き裂かれ、カール314世も命からがら逃げ帰る羽目となった。

ところがである。敗将の帰還にもかかわらず、彼が城門をくぐるやいなや民衆は沸き返った。

「よくぞご無事で……!」

同じく満身創痍《まんしんそうい》のわが身を忘れ、民は感涙にむせんでいる。国民の敬愛を一身に集める名君の姿に、私の目も思わず潤んだ。

大きな被害を受けたものの、公国の復興は速かった。幸いにも、峡谷の底(歯周ポケットの底)にある採掘場には被害がなかったからだ。赤黒い血液とともに巨大生命体の歯ぐきから次々と掘り出される鉄と、沸き出る聖水(血清)によって、兵士や民の傷はたちどころに癒えていった。

よみがえりつつある公国を見ながら、カール314世は次なる策を練る。ゲリラ戦である。

「蛮族どもとの真っ向勝負は味方の損害も大きい。それに巨大生命体にまた歯医者に駆け込まれては元も子もない。巨大生命体にわずかな痛みしか感じさせないように、小規模な戦闘を繰り返すのだ!」

時を置かずゲリラ戦が開始された。選び出されたジンジバリス家の精鋭が、数人ずつ城外に忍び出る。蛮族たちの目は鋭く、わずかな人数とはいえたちどころに発見された。

見上げるような巨体の蛮族と対峙した兵士。だが、その顔にはしてやったりの笑みが浮かぶ。大口を開けた蛮族が頭にかぶりつこうとした瞬間、兵士の口から大量の毒が放出された!

「ああ〜」。情けない悲鳴とともに、

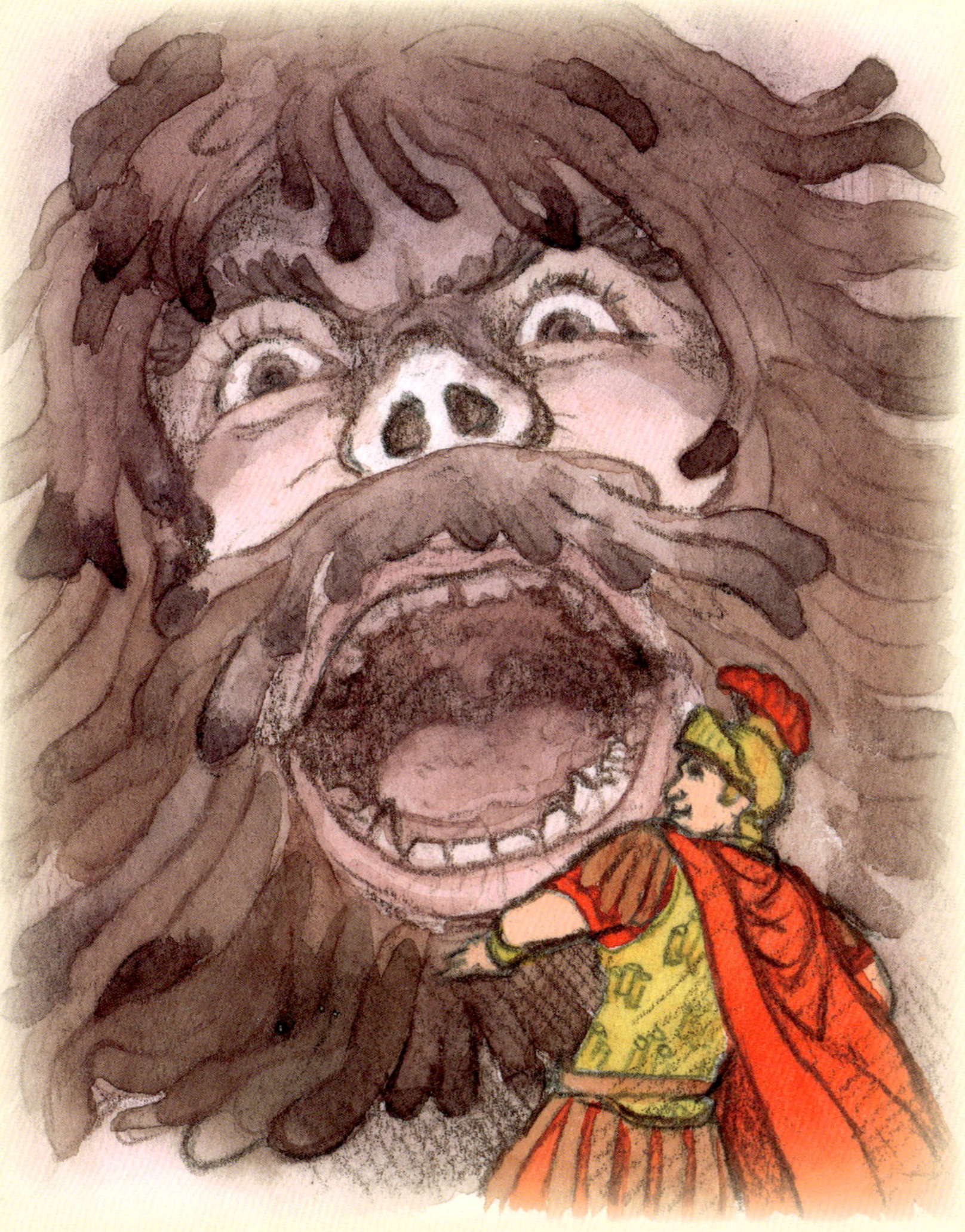

蛮族は目と耳を覆いながら腰砕けとなっていく。

公国軍の主力であるジンジバリス家の者たちには、彼らのみがもつ天賦の力がある。鉄とともに聖水を食すと、エキマヌガレ族を麻痺させる毒を体内で合成できるのだ。

毒は蛮族の目と耳を塞ぎ、さらには公国の兵士をひと飲みにする力をも奪う。突如、知覚を失いもがく同朋の姿に、蛮族たちは動揺を隠しきれない。

大成功の報を聞いたカール314世は、わが意を得たりと作戦続行を命じた。

「今日より朝夕にゲリラ戦を展開し、やつらを攪乱《かくらん》せよ!」

屈強で知られたエキマヌガレ族も、少人数しかいないところに毒をもって襲われると、なす術《すべ》がない。彼らの兵力は日に日に削がれ、戦況はゆっくりと公国軍優勢へと傾いていった。

機は熟した。カール314世から、再び総攻撃の命令が発せられようとしている。公国の運命やいかに!

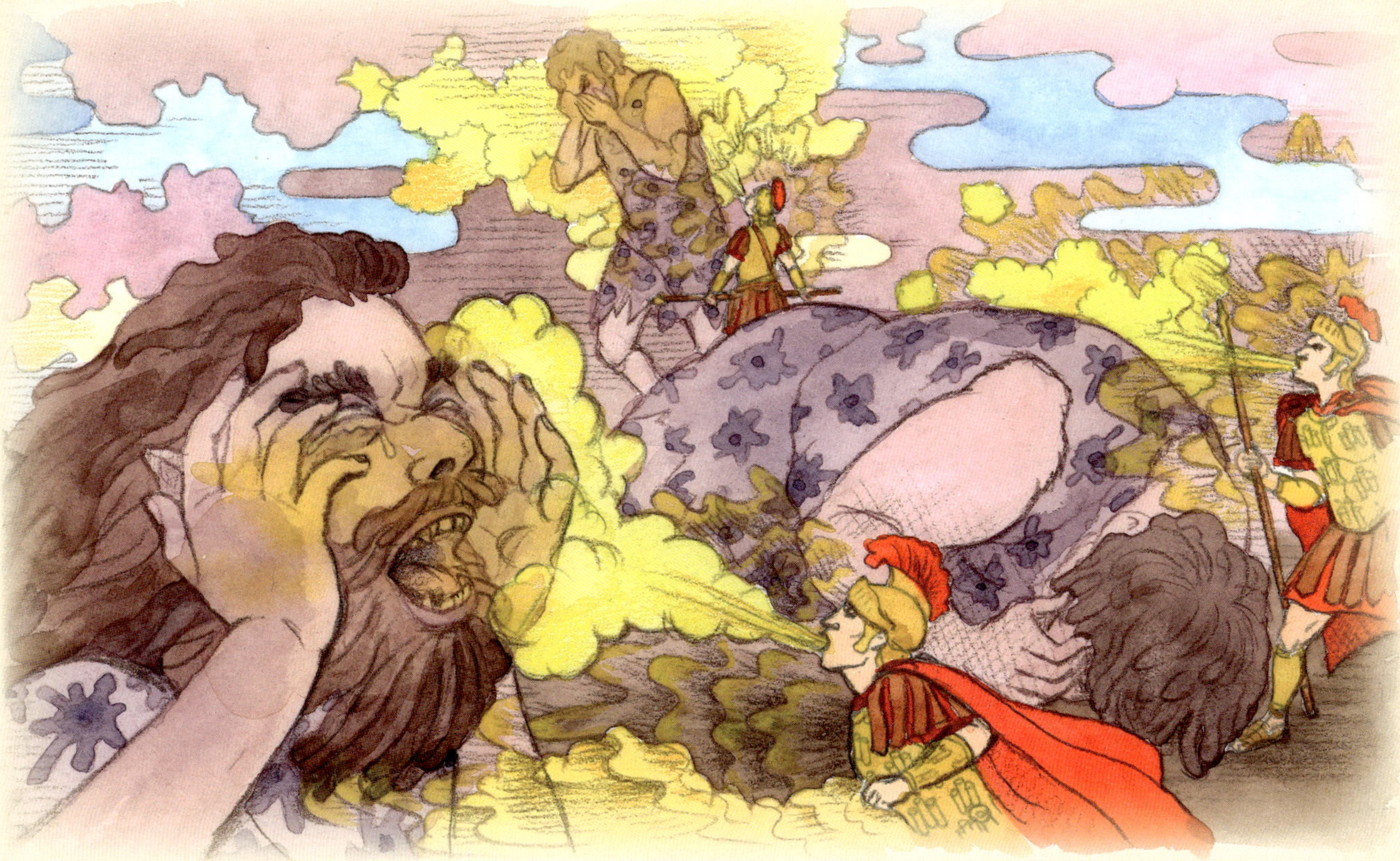

解説　歯ぐきの免疫システムを混乱させる歯周病菌。

マクロファージなどのからだの免疫と戦っていたところに、歯科治療により打撃を被った歯周病菌たち。しかし、歯ぐきの出血から栄養となる鉄と血清を補給し、すぐに態勢を立て直しました。今度は免疫と正面から戦うのではなく、おびき出して各個撃破していく作戦です。

歯周病菌にはたくさんの種類がありますが、なかでも病原性がとくに強いのがポルフィロモナス・ジンジバリス菌であることは、何度かお話ししましたね。このジンジバリス菌は、鉄や血清を取り込んで、毒素やたんぱく質分解酵素を分泌し、歯ぐきの免疫システムを攪乱します。

ふつう、手をすりむいたり、頭をぶつけたりして炎症が起こると、そこには腫れや痛みが生じます。ですが、ジンジバリス菌の攻撃により免疫が十分に働かなくなっていると、歯を支えるあごの骨が溶かされていても歯ぐきの腫れは軽く、強い痛みを感じることもありません。「歯周病は自覚症状がなく進行する」といわれるのはこれが理由です。この状態だと、「噛んだら鈍い痛みがある」程度でも歯周病は進行していて、あごの骨が溶けています。

バイオフィルムを形成した歯周病菌たちは、こうした巧みな戦術を用いて自分たちの領土を広げていく＝歯周病を進行させていくのです。

第20話

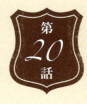

そして誰もいなくなった

血で血を洗う〝歯周ポケットのなかの戦争〟はついに最終局面へ。最後に笑うのは細菌か？　免疫か？

「全軍突撃！」。毒によるゲリラ戦を繰り返し、屈強この上ないエキマヌガレ族を弱体化させた公国軍。城内で機を見計らっていた君主カール314世が、いまだとばかりに号令を下す。

君主を先頭に、深紅のマントをたなびかせたレッドコンプレックスの親衛隊が目の前を通り過ぎて行く。あとに続くおびただしい数の兵士たちは、食糧となる鉄や聖水(血清)を山ほど抱えている。国の蓄えをすべて開放しての総力戦だ。

だが、戦っているのは兵士たちだけではない。公国が根を張る白い巨岩。その根元にある峡谷の底(歯周ポケットの底)では、住民総出で採掘が進められている。巨大生命体の歯ぐきの肉を削って、血液から鉄や聖水を取り出すのだ。

「鉄が足りない、もっともっと掘り出せ！」

最前線からの矢のような催促に煽られ、昼夜休む間もなく採掘が続く。今は公国軍が優勢だが、鉄と聖水が底を突けば戦況は一転、レッドコンプレックスが力を失い、敗北は必至である。採掘場からは掘り出された物資が次々と前線へ運ばれて行く。

連日の採掘により峡谷の底は深くなり、巨岩の岩肌がどんどん露わになっている。そのようすに私は「掘り過ぎじゃないのか」と不安を訴えたが、住民は気にもとめず一心不乱にツルハシを振り続ける。

一方、戦場では、毒により目と耳を塞がれたエキマヌガレ族たちが、闇夜に不意打ちを食らわされたかのように倒されていく。かつては城壁を囲むようにひしめきあっていた彼らは、今ではその半分も見当たらない。

「今こそ奴らを殲滅《せんめつ》！」

最後の突撃を敢行する公国軍。カール314世は勝利を確信した。

しかしそのとき突然、地面が大きく揺れはじめた！　また巨大生命体が歯科医院に行ったのか？　いや違

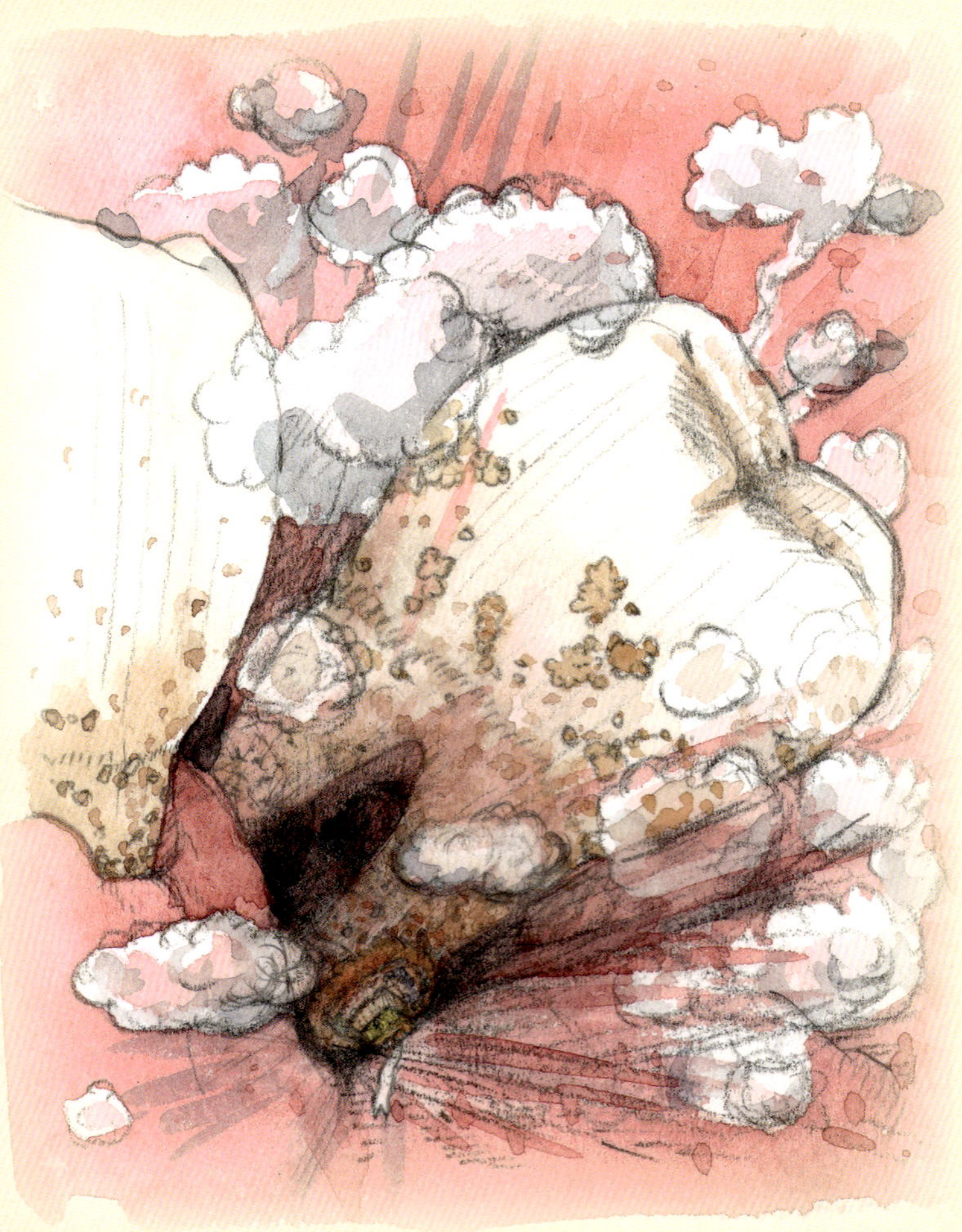

う、地面自体が傾いている……!?
採掘場にいる私は見た。公国が根を張る白い巨岩が大きく揺れ動くのを。そしてついに、轟音とともに倒れ伏すのを。
ドドーン！　激しい衝撃と大津波がすべてを飲み込んだ。私もカール314世も兵士たちもエキマヌガレ族も、住民も建物も巻き込まれた。断末魔の絶叫が響きわたり、長く長く尾を引きながら消えていった。

＊＊＊

目を覚ましたときには、何もかも消えてなくなっていた。
巨岩があった場所はぽっかりと巨大な穴が開き、城の残がいが哀れな姿をとどめている。私が危惧したとおり、採掘が根元まで達したことで、巨岩が倒れ落ちたのだ。
「かくして繁栄を極めたバイオフィルム公国は滅亡した。しかし、かの国の人々はしぶとくたくましい。すぐにまたどこかに、新たな国を再建することだろう」――手記の末尾に書き残し、私は再び旅に出た。地図も目的地も持たずに。

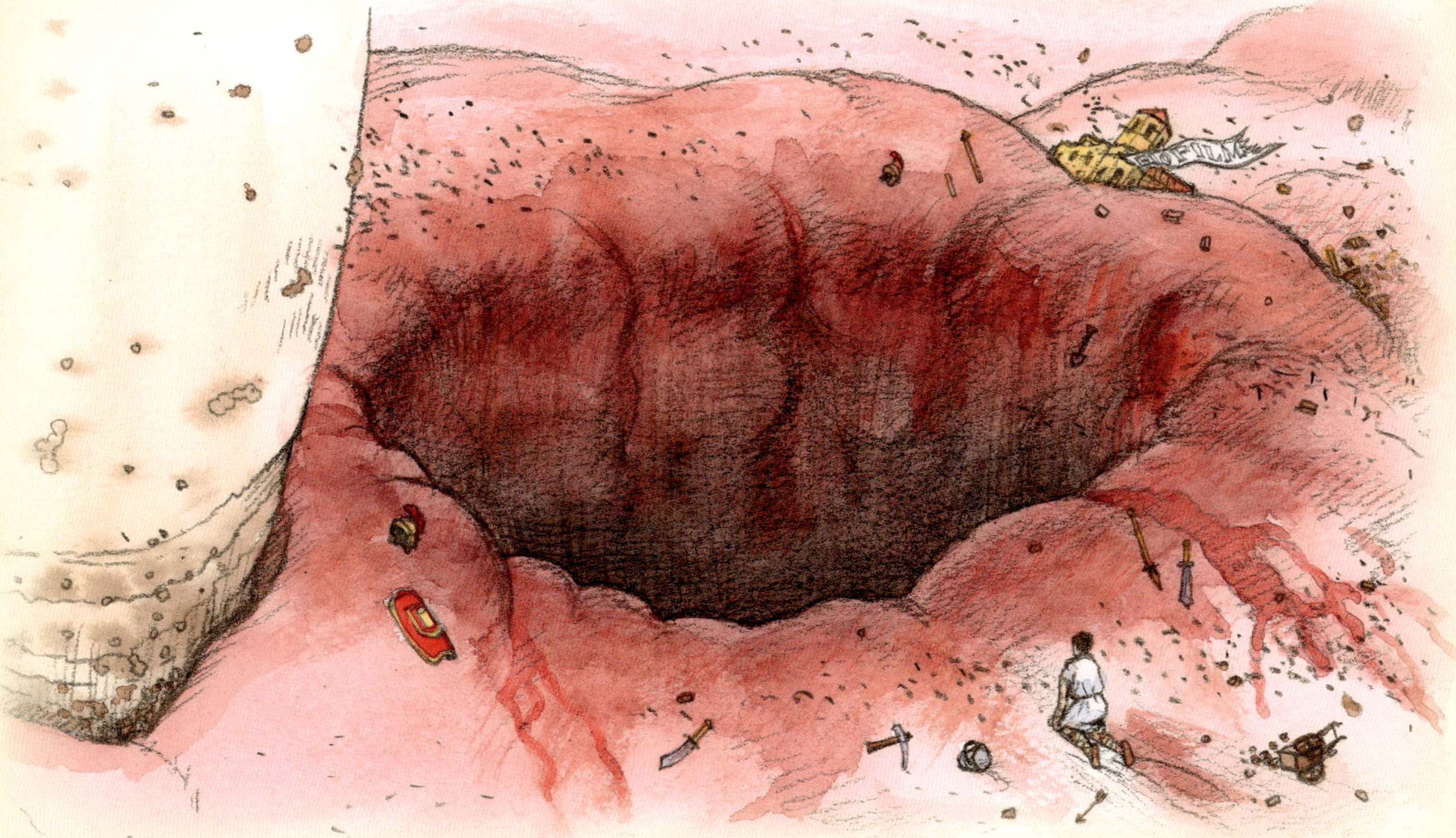

解説　**歯が抜けても歯周病菌は存在し続ける。**

歯周病菌たちの国、バイオフィルム公国。細菌のかたまりであるバイオフィルムの拡大につれ、歯周ポケット(峡谷の底)は深くなり、歯ぐきからの出血は増えていきます。

血液には歯周病菌の栄養となる鉄や血清が含まれているので、ますます彼らは勢いを増し、さらに歯周ポケットが深くなります。そしてついには、歯を支えるあごの骨が溶け、歯が抜けてしまいます。

この物語では、ある人の歯周病が進行していくようすを、お口のなかの細菌たちの視点で追っていきました。残念ながらこの人の歯は抜けてしまい、細菌たちの国ごと消滅する幕引きとなりました。

しかし、たとえ歯が抜けたとしても、歯周病菌は隣の歯の歯周ポケットや舌の深い溝などにしぶとく棲息し続けます。「すぐにまたどこかに新たな国を再建するだろう」と旅人が記したとおり、歯周病菌と巨大生命体(私たち人間)の戦いは続くのです。

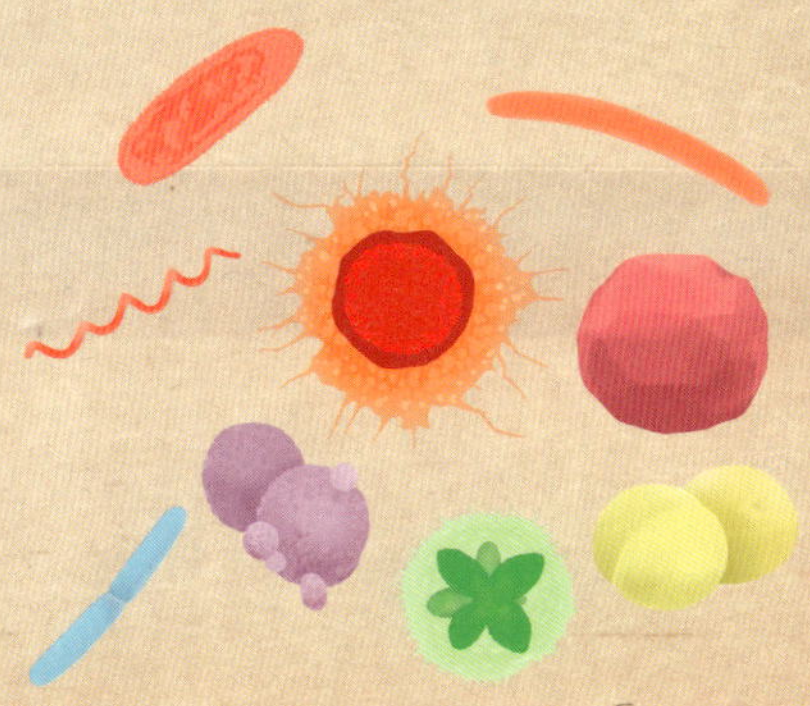

最終話

あいつらやっぱり生きていた!

戦いの果てにすべてが消え失せた。暗く湿った世界に再びただひとりとなった旅人は、あてもなくさまよう。

バイオフィルム公国の滅亡からどれほどの時が流れたのか。新たな旅に出るつもりだった私は、まだ巨大生命体の口のなかにいた。

ここに来たときと同様、巨大生命体によるつむじ風が私を外の世界に運んでくれるはずなのだが、どうもいい風が来ない。白い巨岩をたったひとつ失くしただけで、空気が漏れて、巨大生命体は勢いのある風を吹けないようだ。それに、いまひとつ本気で風に乗る気が起きない……。

ジンジバリス家の人々は消滅したのだろうか? 愛すべき君主カール314世は死んでしまったのだろうか? 一癖も二癖もある街の住民たちは本当にもうどこにもいないのだろうか?

足取りはカタツムリのように遅い。いったい旅に出る気があるのか、自分でもよくわからない。気がつくと私は公国の廃墟に戻っていた。

むき出しとなった採掘場の跡には土砂が流れ込み、荒涼とした大地に変わっていた。私は空を仰いだ。公国があったころは、空から「シャキシャキ、サクサク、コ~リコリ」といった甲高い音が聞こえていたのだが、今は「ねっちゃり、もっちり、ど~ろどろ」という低い音しか聞こえてこない。何かが変わってしまった。

公国の仲間とまた会いたい! 私は自分に正直になることに決めた。新しい旅はやめて彼らを探しに行こう! とたんに滑るような足取りで、遠くにそびえる、まだ残っている白い巨岩を目指して歩みはじめた。

やがて巨岩に近づいた。深い峡谷に囲まれた巨岩は、表面に苔《こけ》のような汚れがびっしりはびこり、不快なにおいを放っている。かつてバイオフィルム公国にたどり着いたときと同じ景色だ。

もしや彼らはここに?——私の心は躍った。そしてその瞬間、私は見た。峡谷をのぞき込んでいるオレンジ色のひょろ長い背中を。あれは橙《とう》

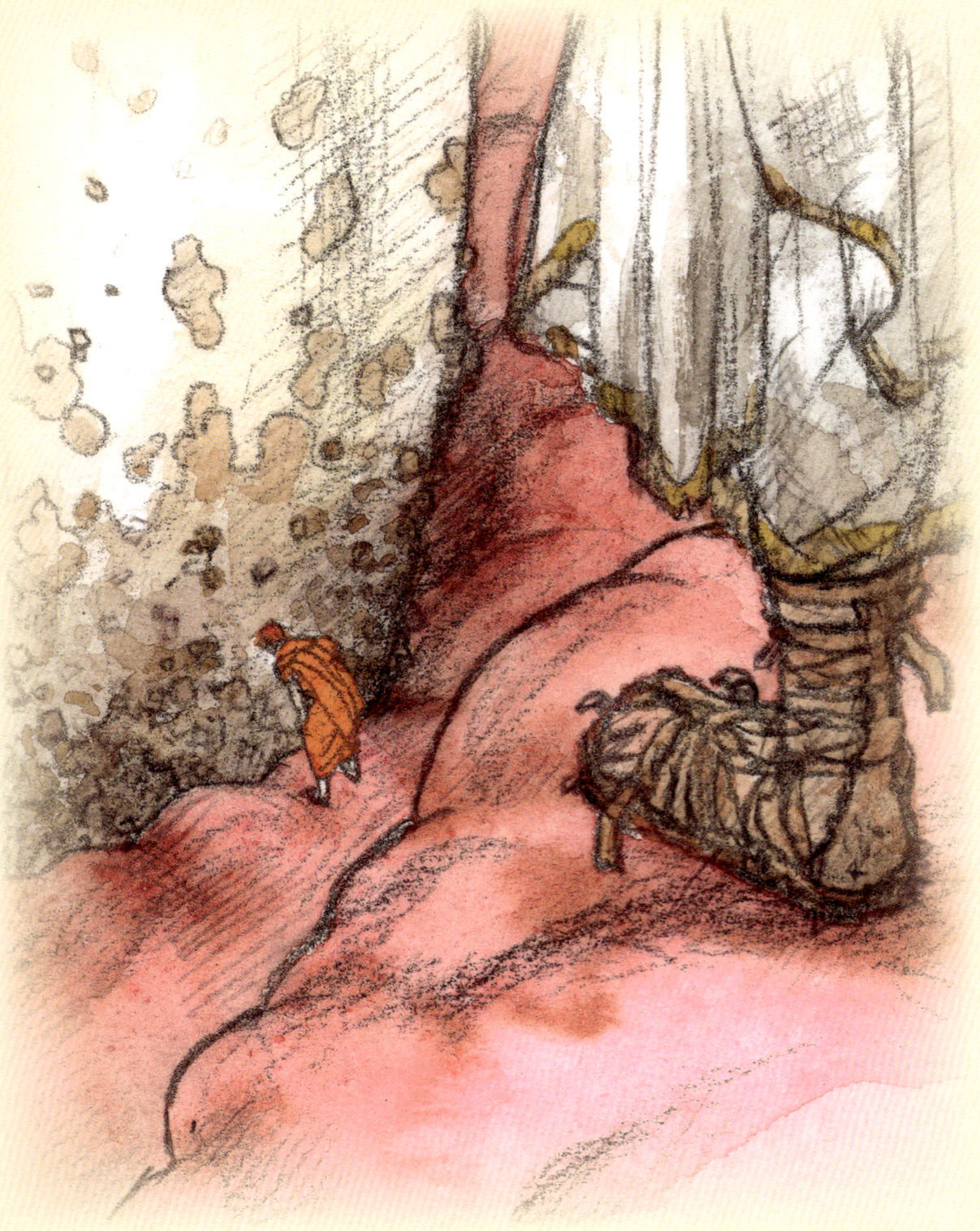

衣《い》の宰相！　あんた、やっぱり生きてたのか！　そうだよ、あいつらがそう簡単に死ぬわけないんだ。私は飛ぶように宰相に駆け寄った。

「おお、旅の者！　息災であったか。安心せい、カール314世様もご無事だ。今はご親戚筋の国で過ごされておる」

「峡谷をのぞき込んでましたね？」

「うむ。君主様に早く次の国をご用意しようと、住みやすい村を探していたのだ。だがやっと見つけた、いい土地だ。ここに新しい国をつくることにする！」

宰相はそう言い残し、不敵な笑みを浮かべ峡谷の奥にある村へと歩いて行った。ひとたらしの手練手管で、すぐにこの村の人気者になることだろう。そして、カール314世をはじめとしたレッドコンプレックスが村に招き入れられ、バイオフィルム公国が再興されることになる。

あいつらやっぱりしぶとい。だが、そのしぶとさが愛おしい。私の心は喜びであふれた。巨大生命体には気の毒なことだが……。（了）

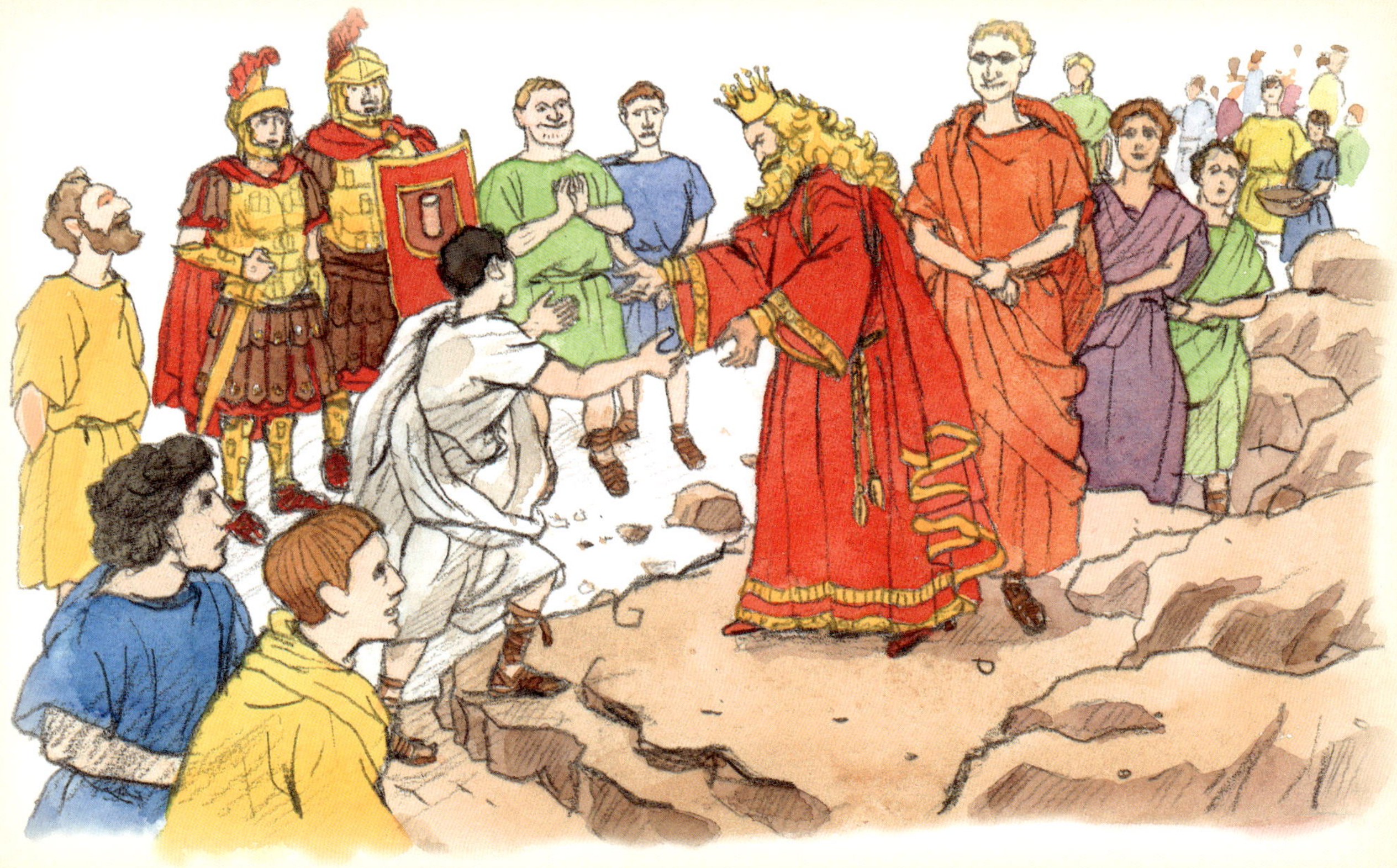

解説　メインテナンスに通って、歯周病の再発を防ごう！

昭和の時代は、「は〜い、治りました。痛くなったらまた来てくださいね」というのが歯科医院のお決まりのセリフでした。そのころに子どもだった患者さんの耳には、この言葉は今なおしっかりと残っています。ですから、「歯の病気は完治するものであり、歯科医院は痛くなったら行くところ」という考えが、とくに中高年のかたに根強いんですね。

歯ぐきの腫れが消えて歯周ポケットが浅くなったら歯周病は治る。もしそう思っているなら、それは間違いです。歯周病が完治することはありません。

残念ながら、一度住みついた歯周病菌をお口のなかから追い出すことは不可能です。たとえ歯がなくなっても、歯周病菌は生涯の悪友のように舌の溝やのどの奥のしわ、あるいは頬や歯ぐきの細胞のなかで生き続けます。

歯科治療によって歯ぐきの具合がよくなっても、歯周病菌が居なくなったわけではありません。菌の量が減ったために、具合がよくなっただけです。しかもそれは恒久的なものではなく、歯みがきや歯科医院でのメインテナンスをさぼると、また菌の量が増えて歯周病が再発します。

再発予防には、生涯を通して歯周病菌の量を抑えることが大事です。毎日のセルフケアと歯科医院でのプロフェッショナルケアで、バイオフィルム公国の再建を防ぎましょう！

おわりに

本書は、月刊「nico」2017年1月号から2018年6月号（計18回）にわたり連載された内容をまとめたものです。この18回分に書き下ろしエピソードを3話くわえ、このたび単行本として皆さんのお手元に届けさせていただきました。歯周病菌を大人向けに“擬人化”した絵物語は本邦初（もしかしたら世界初かも?）と浮かれている私ですが、本書は皆さんのお役に立ったでしょうか?

私たちのお口のなかには、悪玉菌が支配する国があります。バイオフィルム公国の住民たちはしぶとく、とても追い出せません。自分だけは大丈夫と思ったかた、油断大敵！ やつらに好き勝手されてしまいますよ。

「私、そして愛する家族は大丈夫かしら?」と思ったあなた、不安はいとも簡単に解消されます。そのためには、今すぐGo to the dentist!「歯科の定期受診で健口管理」は、ポスト平成世代の大人の常識。かかりつけ歯科医院と、マイ・ハイジニスト（かかりつけの歯科衛生士）を忘れずにもちましょう。

さて、名残り惜しいですが、これでお別れです。本編のみならず、あとがきまで読んでくださった熱心な読者のかたがたに心から感謝いたします。また私をここまで引っ張ってくださった月刊「nico」の編集者のかたにもお礼を。そして何といっても絵本は絵が命！ イラストレーターのかたの多彩な表現力に深謝多謝万謝でございます。

天野敦雄

著者略歴

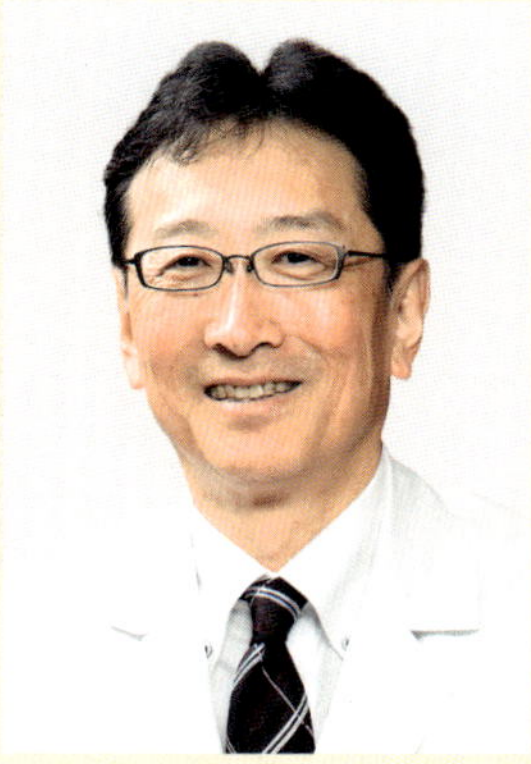

天野敦雄 *Atsuo Amano*

1984年3月　大阪大学歯学部 卒業
1992年8月　ニューヨーク州立大学バッファロー校歯学部
　　　　　博士研究員（～1994年11月）
1997年4月　大阪大学歯学部附属病院障害者歯科治療部 講師
2000年4月　大阪大学大学院歯学研究科口腔分子免疫制御学講座
　　　　　先端機器情報学分野 教授
2011年4月　大阪大学大学院歯学研究科口腔分子免疫制御学講座
　　　　　予防歯科学分野 教授（～現在）
2015年4月　大阪大学大学院 歯学研究科長／歯学部長（～2019年3月）

日本口腔衛生学会 理事長
近畿中国四国口腔衛生学会 常任幹事
Journal of Periodontal Research, Editorial Board
Journal of Oral Microbiology, Editorial Board
大阪府生涯歯科保健推進審議会 会長
神戸市歯科口腔保健推進懇話会 会長
京都市民健康づくり推進会議口腔保健部会 部会長

QUINTESSENCE PUBLISHING
日本

天野ドクターの歯周病絵本
バイオフィルム公国物語《こうこくものがたり》

2019年４月10日　第１版第１刷発行
2021年８月20日　第１版第２刷発行

著　　者　天野敦雄《あまのあつお》

発 行 人　北峯康充

発 行 所　クインテッセンス出版株式会社
東京都文京区本郷３丁目２番６号　〒113-0033
クイントハウスビル　電話(03)5842-2270(代表)
(03)5842-2272(営業部)
(03)5842-2284(編集部)
web page address　https://www.quint-j.co.jp

印刷・製本　サン美術印刷株式会社

Printed in Japan

ISBN978-4-7812-0670-7　C3047